JN092549

副鼻腔炎
アレルギー性鼻炎
花粉症に
もう悩まない！

鼻の日帰り手術

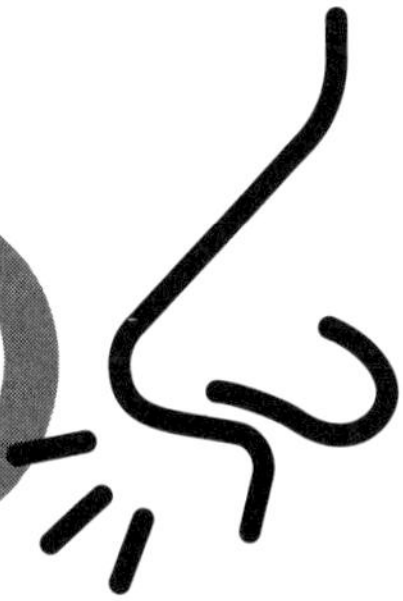

医療法人社団皐八会
武田耳鼻咽喉科
院長
武田桃子
Momoko Takeda

かざひの文庫

はじめに

本書を手に取っていただき、ありがとうございます。

あなたは、いままさに、鼻の詰まりや鼻水といった不快感に悩まされているのかもしれませんね。

もしくは、いまは大丈夫でも、ある季節になったり風邪を引いたりすると、生活もままならないほど苦しい思いをしているのではないでしょうか。

普段はほとんど気にすることのない「鼻」ですが、たとえば

「鼻が詰まって眠れない…」

「鼻水が止まらない…」

といった症状があらわれると、これほど気になる存在はないでしょう。

鼻詰まりの程度が重い場合、鼻の詰まりで窒息しそうになって起きる人も

いると聞きます。

とくに、日本人の2~3人にひとりは持っているとされているアレルギー性鼻炎は、もはや国民病と言えます。

春先から初夏のあたりまで、鼻水や鼻詰まり、くしゃみに悩まされている人は多いでしょう。せっかく気持ちのいい季節なのに、憂鬱になってしまいますよね。

それだけではなく、ドラッグストアで購入する花粉症の市販薬も、毎年積み重ねれば、かなりの出費となります。

このように、**わたしたちの精神的・経済的な負担となっている鼻の諸症状を根本から解決できれば、より快適な生活を送れる**のではないでしょうか。

本書でご紹介するのは、主に

・鼻の諸症状

・鼻を健康に保つための生活習慣
・それぞれの鼻の症状に応じた最新の治療法

といったことです。

わたしが院長を務めている「武田耳鼻咽喉科」は、鼻の日帰り手術に特化したクリニックです。

ただ、薬による治療で改善できるのであれば、もちろんその方法を優先的にお伝えします。

その一方で、「手術」という選択肢が考えられるなら、そのメリット・デメリット・注意事項をしっかりとご理解いただいたうえで、手術に臨んでいただいています。

つまり、「手術」は治療法のひとつに過ぎません。大切なのは、患者さんに鼻の疾患による苦しさから抜け出していただくことです。

そのためには、**患者さんご自身が自らの体質や症状を知り、どのような治療の選択肢があるのかを知ったうえで、納得のできる治療を受けていただく**

のが一番です。

本書を出版しようと思ったのは、その選択肢を知っていただくためです。

ひと昔前であれば、鼻の手術には「怖い」というイメージがありました。

また、受ける際には1週間ほど入院するのが当たり前でした。

1週間は、とても長い期間ですよね…。

とくに、仕事が忙しい方、小さなお子さんを育てている専業主婦の方は、なかなか仕事やお家を空けられないのではないでしょうか。

でも、いまは機械も麻酔も進歩しているので、患者さんは長期の入院をする必要がなく、大きな苦痛をともなわない手術も可能となっています。

わたしは、現在のクリニックを開業する前に、大学病院で1000例ほどの手術を経験しました。

その経験のなかで、入院をせず、患者さんの負担を最小限にする手術ができるはずだと確信し、先代の父から引き継ぐ際に、鼻の日帰り手術に特化したクリニックを開業したのです。

そして、いまも年間200人ほどの鼻の日帰り手術を行っています。

日帰りで手術を受けられるということは、たとえば
・土曜日に手術を受けて
・日曜日に処置をして
・月曜日から会社で働ける
というふうに、会社を休まなくてもいいということです。

また、日帰りであれば入院費用がかからないので、コスト面でもメリットが大きいのではないでしょうか。

鼻水、鼻詰まりといった鼻の不快感に悩んでいる方は、鼻がスッキリと通ることで生活が大きく変わります。

実際に、

「人生が変わった」

という声も少なくありません。

本書を通じて日帰り手術も含めた最新の鼻の治療法を知り、納得のできる治療を受けたうえで、人生をよりよくしていただければ、とてもうれしく思います。

２０２３年2月　武田桃子

副鼻腔炎 アレルギー性鼻炎 花粉症にもう悩まない！
鼻の日帰り手術 目次

2 鼻の治療について、かならず知っておきたいこと

4　よくある「鼻」の質問Q＆A

5 「鼻の治療」のこれから

1

意外と知らない
「鼻」のこと

01

９割の副鼻腔炎は、日帰り手術ができる

副鼻腔炎による頭痛などで、つらい思いをしている人は多い

武田耳鼻咽喉科では、

「会社を休めない」

「家族の負担を少なくしたい」

「少しでも治療費を下げたい」

といった患者さんのニーズに応えるため、**副鼻腔炎、アレルギー性鼻炎、鼻《び》中《ちゅう》隔《かく》弯《わん》曲《きょく》症《しょう》といった鼻の症状に対する日帰り手術を提供しています。**

ここでは代表的な例として、副鼻腔炎の手術の概略をお話しします。

ひと言で副鼻腔炎と言っても、さまざまな種類があります。

そもそも副鼻腔は、鼻の周囲にある、左右一対になっている空洞です。

この副鼻腔の粘膜が、風邪のウイルスや細菌、アレルギーといったものをきっかけとして炎症を起こすと、粘膜の腫れや鼻水によって副鼻腔と鼻の通り道がふさがります。

そこで副鼻腔からの分泌物や異物を排出できず、副鼻腔内に溜まってしまうことで起きるのが、副鼻腔炎です。

副鼻腔炎になると、鼻水や鼻詰まり、嗅覚障害、頭痛や顔面の痛みといった症状が起こります。これによって、とてもつらい思いをしている人も多いでしょう。

がんが疑われる副鼻腔炎でない限りは、ほぼ日帰り手術ができる

蓄膿症《ちくのうしょう》と言われる基本的なタイプの副鼻腔炎は、鼻の左右両方に起こります。片方だけの場合は、細菌や、良性・悪性の両方を含めた腫瘍が原因であることが多く見られますし、カビが原因で起こることもあります。

わたしは、**がんが疑われる副鼻腔炎でない限りは、日帰りで手術ができる**と考えています。

腫瘍性の副鼻腔炎かどうかは、鼻の組織を少し採取して生検を行ったり、

ＭＲＩという画像の検査を実施したりすることで、ある程度診断ができます。そのうえで十分対応可能であると判断できれば、日帰り手術を選択します。

実際に診察してみると、日帰りで手術できないケースは少ないため、いまのところ**当クリニックに来院する患者さんの約９割は、当クリニックで手術することができています**。

お仕事への影響やご家族のご負担等を最小限にしながら、つらい副鼻腔炎や鼻の症状を改善するには、日帰り手術がとても有効です。

副鼻腔炎はなぜ起こる?

⇓

風邪のウイルス・細菌・アレルギーなどによる炎症

⇓

粘膜の腫れ・鼻水により
副鼻腔→鼻の通り道がふさがる

⇓

副鼻腔内の異物が排出できず、症状が慢性化

⇓

つらい副鼻腔炎
(鼻詰まり、嗅覚障害、頭痛…)

⇓

9割は、日帰り手術が可能!

02 鼻まわりの腫瘍には注意が必要

鼻のがんは、意外に多く見られる

前の項でお話しした通り、当クリニックに来院する患者さんの約9割は日帰り手術を選択しますが、たとえば**腫瘍性の副鼻腔炎といった場合は、日帰り手術を行うかどうか、慎重に検討します。**

耳鼻科が関わる部位の腫瘍には、良性のものと悪性のもの（がん）、両方があります。

知識として持っていただいたほうがいいので、ここでは耳鼻科が担当する鼻まわりの腫瘍についてお話しします。

そもそも、

「鼻にがんなんてできるの？」

と思う人も多いかもしれませんが、残念ながら、できます。

若年性の、遺伝性のがんもありますし、においを感じる嗅神経にできる「嗅神経芽細胞腫」というがんもあります。

また、見た目が普通の鼻のポリープと変わらなくても、組織を採取してみると「悪性リンパ腫」という血液のがんだったこともあるのです。

鼻のがんは、意外に多く見られます。

頭頸部がんになった場合

なお、鼻ではありませんが、口腔にできる「舌がん」といったものもあり、これも耳鼻科で扱います。耳鼻科の受け持つ範囲は意外に広く、耳も含めた脳と目以外の顔の部位、声帯のあたりまでの外科手術を行うのが一般的です。

耳鼻科の受け持つ範囲のがんを「頭頸部《とうけいぶ》がん」と言いますが、このがんで亡くなってしまう人もいます。

がんは、基本的に年齢は関係なく、全身にできるものです。

よく「若い人は、がんの進行が速い」と言われますが、それは頭頸部《とうけいぶ》がんも同じです。

細胞分裂が速い分、がん細胞も非常に速く増えていくのです。

がんがあるとわかった場合は、手術や放射線治療、抗がん剤治療が優先になるので、近くの大学病院を紹介することになります。良性の腫瘍であっても出血が多いものもあるため、その際は大きな病院を紹介することもあります。

変だと思ったらすぐに耳鼻科へ相談しよう

なかには、がんの疑いのある副鼻腔炎も存在するのですが、この場合、CT画像を確認することで、程度がわかります。普通の副鼻腔炎で骨が溶けることはありませんが、がんは骨を溶かしながら広がっていくので、CTでわかるのです。

さらに、組織の検査やMRIという検査で総合的に見ることで、ある程度の診断をすることが可能です。

がんが発覚した場合には入院が必要になるため、大学病院のような大きな病院を受診したほうがいいでしょう。がんの疑いがある副鼻腔炎を見つけたら、当クリニックでは大学病院を紹介しています。

手術の際は、病状によっては鼻を切除してしまうこともあります。

その場合、身体のほかの筋肉などで再建することもありますし、人工的な鼻を取り付けることもあります。


冒頭からかなり怖い話をしましたが、鼻にも命に関わる病気があるので、**「何か変だな」と思ったら、すぐに耳鼻科へ相談しましょう。**

早期発見をするに越したことはありません。

03 骨格や、生まれ持った体質による鼻の病気にも要注意

骨格によって起きる「鼻中隔弯曲症」も、日帰り手術が可能

日本人の約8割が持っていると言われている症状に、「鼻中隔弯曲症《びちゅうかくわんきょくしょう》」というものがあります。

これは、鼻の穴を左右に分けている「鼻中隔」という壁が曲がってしまっている状態を言います。

鼻中隔弯曲症《びちゅうかくわんきょくしょう》によって、鼻詰まりや鼻血が出やすくなったり、頭痛、いびきといった症状が引き起こされたりすることがあるのです。

鼻中隔弯曲症《びちゅうかくわんきょくしょう》は、内部の骨が関わっているもので、外面からはわかりません。鼻のなかは、軟骨も含めて4~5種類の骨で構成されています。生まれたばかりのときは真っ直ぐでも、骨の種類が違えば成長のスピードも違い、成長とともに骨の境目にだんだんと歪みが出てくるのです。

それに加えて、そもそも鼻には斜めに伸びる方向、水平に伸びる方向があ

ります。引っ張られる方向がひとつではないことも、骨の境目に歪みが発生する要因になっています。

鼻中隔弯曲症《びちゅうかくわんきょくしょう》には、このような構造による問題があるのです。

近年ではとても相談が多い症状ですが、もちろん**日帰り手術が可能であり、副鼻腔炎と併せて治療することも増えています。**

体質によって起こる指定難病「好酸球性副鼻腔炎」

生まれ持った体質による鼻の病気に、「好酸球性副鼻腔炎《こうさんきゅうせいふくびくうえん》」というものがあり、最近の医学界のトピックになっています。

「アレルギー体質」という言葉は以前からもありましたが、最近になって海外の耳鼻咽喉科学会から、新しい分類が発表されました。

これは、「タイプ1〜3炎症」という分け方で、病気がどのようにして起こるかを病態メカニズムによって分類する方法です。

この分け方により、アトピーや喘息、花粉症の症状が重い人は、「タイプ

2炎症」という分類に含まれるようになりました。

このタイプの炎症は、ある免疫系細胞から分泌される「サイトカイン」という特定のタンパク質が多く放出されることにより生じます。

従来の副鼻腔炎は、ばい菌への感染によるもの、いわゆる「蓄膿症《ちくのうしょう》」と言われていたものが多数を占めていました。

ところが**最近は、この「タイプ2」というアレルギー体質による副鼻腔炎が非常に増えており、その代表が「好酸球性副鼻腔炎《こうさんきゅうせいふくびくうえん》」**なのです。

好酸球性副鼻腔炎《こうさんきゅうせいふくびくうえん》は、難病に指定されている疾患で、特徴は気管支喘息をともなうこと、嗅覚障害や味覚障害を引き起こすといったことに加え、鼻茸《はなたけ》（きのこ状のポリープ）がとにかく多くできることがあげられます。

この疾患は、２０１５年あたりに確立された、とても新しい病気です。

治療は手術が第一選択になるのですが、術後、6年で50％が再発する可能性があり、喘息がある人は、より再発率が上がると言われています。

好酸球性副鼻腔炎《こうさんきゅうせいふくびくうえん》は、アレルギー体質そのものが疾患として出ているものと考えられています。

鼻から肺までは、気管を通じてひとつの管でつながっており、喘息は肺自体にアレルギー反応が出ている状態、鼻にアレルギー反応が出れば、好酸球《こうさんきゅう》性副鼻腔炎《せいふくびくうえん》としてあらわれます。

手術によってポリープを取り除くことはできますが、アレルギー体質自体を手術で変えられるわけではありません。

好酸球性副鼻腔炎は、現時点なら手術がおすすめ

好酸球性副鼻腔炎《こうさんきゅうせいふくびくうえん》の治療については、まだほとんど長期データが出ていません。唯一効果があるとされるのが、膠原病《こうげんびょう》の治療などに用いられるステロイド、という状況です。

ただ、ステロイドをずっと服用すると、副作用によって骨粗鬆症《こつそしょうしょう》や高血圧、糖尿病といった症状を引き起こすことが多いため、非常に問題となっているのです。

最近になって、サイトカインをブロックする働きをする「デュピルマブ」というバイオ製剤が出てきて、ようやく使えるようになりました。

ただ、まだ使用されはじめたばかりなので、とても有効ではあるものの、いつまで続ければいいかはまだわかっておらず、現時点では手術を優先したほうがいいと言われています。


そもそも副鼻腔は、鼻の周囲にある左右一対になっている空洞であり、骨に包まれた小さな部屋がたくさんある構造になっています。

副鼻腔炎自体は、分泌物や異物が副鼻腔内に溜まることで起きる症状です。**副鼻腔炎の手術で行うことは、たとえるなら小さな部屋をひとつずつ取り壊し、ワンルームにするようなイメージです。**

ひとつの部屋につなげる際、好酸球性副鼻腔炎《こうさんきゅうせいふくびくうえん》によるポリープがあれば取りますし、ひどいアレルギーで粘膜がブヨブヨになっている場合は、粘膜も切除していきます。


ただ、すべての粘膜を取ってしまうのは決していいことではなく、そもそも粘膜自体をすべて取り去ることもできません。

粘膜を切除しきれば治すことも可能なのですが、まだすべての粘膜を取り去る技術は存在していないのです。

ですから、**必要な人には手術を行い、再発した場合にはバイオ製剤を投与すること**もあります。

このように、骨格や体質による鼻の症状もあることを知っておきましょう。

04 子どものアレルギーが増えている

アレルギーは遺伝する

よく聞かれる質問に、鼻の症状は遺伝するのか、というものがあります。
副鼻腔炎に関しては、遺伝は関係ないでしょう。
一方で、**アレルギー性鼻炎は、遺伝します**。
ですから、ご両親が花粉症であれば、そのお子さんは花粉症になるのです。

では、ここで質問です。
親子で同じ物質にアレルギー反応を起こすものでしょうか。
それとも違う場合もあるのでしょうか。
どちらだと思いますか?
答えは、ほぼ同じ物質に反応します。
ただ、現代の子どもたちのほうが、アレルギー疾患が増えています。
これは、過去と現在とでの衛生環境の違いが大きいでしょう。
衛生面がクリーンになりすぎているために、いざアレルギーの原因となる物質を取り込んだときに対応できず、アレルギーを発症してしまう子どもたちが増加しているということです。

アレルギー物質と似た構造の食物でアレルギーを起こすことも

最近は、食べ物によるアレルギーについて耳にする機会が増えています。**「口腔アレルギー症候群」というものがあるのですが、これはアレルギーの原因となる花粉と、食べる果物の構造が非常に似ていることによって起こるもの**です。

たとえばわたしの場合、シラカンバやハンノキといった植物の花粉に似た構造の果物である桃やサクランボを食べると、口のなかにかゆみを感じます。名前が「桃子」なのに、桃でアレルギーを起こすのは皮肉なものなのですが…。

つまり、アレルギー物質と似た構造の食物で、アレルギーになることがあるということです。ただし、熱を通して果物の抗原を変えてしまえば、食べることができる場合もあります。

離乳食でアレルギー反応が出た場合は、食べさせないのが一番

赤ちゃんに離乳食を試すときは、とても神経を使いますよね。

そこで何らかの食物で反応が出ることもあると思いますが、その場合は血液検査をしたほうがいいでしょう。これは小児科の範疇ですが、検査をしないのは危険なので、かならず行っておきましょう。

もしアレルギー反応が出た場合には、あとでお話しする「舌下免疫療法」のようなものはなく、食べながら慣らしていくしか治療法がありません。

ただ、小児科で治療を行う場合、入院しながら少しずつ量を増やして食べさせていくのですが、入院が長期になるうえ、アレルギー反応が出るリスクも高くなってしまいます。

アナフィラキシー・ショックによって、最悪の場合は命に関わることもないとは言えません。ですから、**基本的には、アレルギー反応を起こすものを食べさせないほうがいい**でしょう。

「コップ」の容量によって、大人になってからアレルギーが出ることも

生まれた頃からアレルギー反応が出るケースと、大人になってから突然食べられなくなるケースがありますね。

これは、なぜだと思いますか？

「コップ」をイメージしていただければわかりやすいでしょう。

ある物質に対する、その人のコップの容量は決まっています。

そして、**取り込んだ花粉がコップに溜まり、自分の免疫反応だけで対応できなくなって、コップからあふれてしまったとき、アレルギー体質が出現する**のです。つまり、その人が持っているコップの量によって変わってくる、ということです。

とくにお子さんの食のアレルギーについては、注意していきたいですね。

05 鼻の健康のために、してはいけないこと

鼻をほじる、すする、鼻毛を抜く、はダメ

ここでは、鼻の健康のために「してはいけない生活習慣」についてお話しします。

鼻に違和感があるときに、ついほじってしまう人もいるかもしれません。でも、**鼻をほじるのも、綿棒などで触るのもよくありません**。

鼻の内部をいじりすぎると、粘膜がくっついてしまい、構造がおかしくなってしまうことがあるからです。また、鼻をほじるとアルツハイマー病のリスクが高まるというオーストラリアの研究発表もありました。

鼻に違和感があるときには、鼻のなかを触るのではなく、かむのが一番です。ただ、あまりにも力を入れすぎてかむと、耳と鼻はつながっている分、鼓膜が破れることもあるので、気をつけましょう。

鼻水が出たときにすすってしまう場合もあるとは思いますが、じつはそれ

が一番よくありません。とくに子どもがすすると、鼻と耳をつなぐ管を通ってばい菌が耳に入るので、中耳炎になってしまいます。

子どもの場合、学校で鼻をかむのが恥ずかしくて鼻をすすり、中耳炎が悪化してしまうということがあります。

まわりの大人が、

「鼻をかんでも大丈夫だよ」

と伝えてあげましょう。

鼻をすすることで鼓膜自体がへこみ、耳の聞こえが悪くなる人もいるので、**基本的に、鼻はすすらず、かむようにしてください**。

それから、よく鼻毛を抜く人もいますが、これもあまりおすすめできません。

鼻毛が気になる場合、抜くのではなく、専用のカッターなどでカットしてください。鼻毛を抜くと、「毛のう」という根っこが炎症を起こし、おできのように赤く腫れてしまうことがあります。

一方で、専用のカッターでカットする分には皮膚を傷つけることはありません。

市販の点鼻薬は、使いすぎないこと

もうひとつ、ぜひ**やめてほしいのは、鼻詰まりが続くからといって、市販の点鼻薬を使いすぎること**です。市販の点鼻薬には血管収縮剤が入っており、ずっと使い続けることで粘膜自体が変化し、ブヨブヨになってしまいます。これが原因で、鼻炎を発症するのです。

医療機関で処方される点鼻薬には、基本的に血管収縮剤は入っていません。

ただ、どうしても鼻詰まりが治まらない患者さんには、血管収縮剤が含まれた薬をお出しすることもあります。その場合、

「本当に詰まったときだけ使ってくださいね」

「1日何回までですよ」

と耳鼻科医はかならず伝えているはずなので、使いすぎることにはならないでしょう。いずれにしても、もし鼻の違和感が続くようなら、自分でなんとかするのではなく、早めに耳鼻科を受診しましょう。

鼻の健康のためにしてはいけない3つのこと

鼻をほじる
鼻をすする
⇓
違和感があるときは
鼻をかみましょう
（力を入れすぎないこと）

鼻毛を抜く
⇓
専用の
カッターを
使いましょう

市販の点鼻薬を使いすぎない！
⇓
「1日に使ってもいい回数」を
守りましょう！

06 「鼻うがい」をしよう

鼻うがいは専用の機器で、鼻の奥まで洗浄する

鼻に関して、もっともおすすめしたい生活習慣は、やはり「鼻うがい」です。

ただ、鼻うがいには、正しいやり方と間違ったやり方があるので注意が必要です。

たとえば、上を向いて鼻うがいをする人がいますが、そうすると水が耳に入って、中耳炎になってしまいます。基本的に、下を向いて行うようにしてください。

また、真水で行うと、浸透圧の関係で鼻が痛くなるケースも多いので、避けたほうがいいでしょう。

鼻うがい専用のものとして販売されている生理食塩水は、鼻がまったく痛くならないのでおすすめです。

わたしが推奨しているのは、鼻うがい専用の機器を使うことです。

鼻うがい専用の機器であれば、容器を押すと水が出てきて、鼻のなかを洗っ

てくれます。このとき、「えー…」と声を出さないと、すべて飲み込んでしまったり、むせてしまったりするので、気をつけましょう。鼻のなかが洗われると、なかに溜まっていたばい菌や花粉を洗い流すことができます。

副鼻腔炎の場合は深くまで到達し、膿を洗い流す必要があります。膿が溜まったり、粘膜が腫れてポリープ化したりするのを予防するには、やはり鼻の奥までしっかり洗浄しましょう。

鼻うがいを効果的にするためにも、手術は有効

あとで説明しますが、**副鼻腔炎の手術で蜂の巣状になっている副鼻腔を整えて「ワンルーム」にすれば、鼻うがいの効果がさらに高まります。**これも、手術を行うメリットのひとつと言えるでしょう。

鼻うがいは、風邪の予防や花粉症のケアだけでなく、副鼻腔炎の人にもとても有効です。同時に、手術が終わったあとの治療にもなります。

耳鼻科医として、鼻うがいを生活習慣にしていくことを、ぜひおすすめします。

07 鼻の健康にいい習慣、改めるべき悪癖

「鼻うがい」は1日2回がおすすめ

鼻を健康に保つためには、生活習慣がとても大切です。

心がけたほうがいい習慣、改めたほうがいい習慣があるので、ここでお話しします。

まずは、おすすめの生活習慣です。

基本は、うがい・手洗い・鼻うがい。

なかでもおすすめしたいのが、前項でもお話しした「鼻うがい」です。

鼻うがいは、1日に1回でもいいのですが、できれば2回行いましょう。

朝と夜に行えば、1日過ごすなかで付着した花粉を洗い流すことができます。

先述した慢性の「好酸球性《こうさんきゅうせい》副《ふく》鼻《び》腔炎《くうえん》」の患者さんの場合、粘膜から出てくる「好酸球」という悪い物質を洗い流すために、鼻うがいを一生続けていただきます。そうすることで、再発予防になるからです。

また、日常生活で意識したいのは、部屋を清潔に保つことです。空気清浄機を置くのもいいですね。

「予防」の意識を高めよう

そして、これは生活習慣とは異なるかもしれませんが、予防の意識を高めることもとても大切なことです。

たとえば、**事前にしっかりと検査を行い、アレルギー性鼻炎の因子があるなら「舌下免疫療法」という治療を行っておきましょう**。

症状が出てから薬を服用したのでは、効果が出にくくなってしまいます。花粉症の薬も、早めに薬の服用をはじめれば、症状が出ないうちに花粉の飛散のシーズンが終わっていく可能性も高くなります。

早めに予防をしていく意識が、何よりも大切です。

睡眠時無呼吸症候群の場合も、事前にマウスピースやＣＰＡＰ（シーパップ：機械で空気を鼻から気道へ送ることで、睡眠中の無呼吸を防止する治療法）といった治療をしていれば、生活習慣病になるリスクが減るでしょう。
生活習慣病のリスクが軽減することで、結果的に将来の治療による経済的・身体的な負担を減らすことにつながります。

昨今の医学は、「予防医学」へと移行しつつあります。
ある程度治療は確立されてきたので、これから重要になるのは早めに行う予防でしょう。

耳に関しては、耳垢《みみあか》をご自身で掃除できない人、体質的に耳垢《みみあか》が溜まりやすい人は、2～3ヵ月に1回来院し、耳垢《みみあか》をクリニックで掃除するのが一番です。なお、年配者になると、年齢的に聴力が下がってくるので、年に1回ほど来院して、聴力検査を受けることを推奨しています。

鼻うがい、清潔な空間で過ごすこと、予防として薬を服用することは、心がけてほしい点です。

肥満や喫煙習慣を改善しよう

次は、改めたほうがいい生活習慣について解説します。

まず、**肥満の人は、耳鼻科に限らず身体に支障をきたしやすく、重症化のリスクもあるので、改善が必要です。**

最悪の状況になった場合、気管切開といって、喉を切って空気の通り道に管を入れて延命することもあります。

でも、首に脂肪が多ければ管を通す難易度も高くなり、延命できずに亡くなってしまうことも…。

全身麻酔による日帰り手術も、肥満の人の場合、麻酔時に苦労します。太っていると、口から喉にチューブを入れる際に入りにくいからです。

喫煙も、もちろん改めたほうがいい生活習慣です。

市販薬は、かかりつけ医に相談を

もうひとつ、耳鼻科医としておすすめできないものに、市販の点鼻薬があります。血管収縮剤の入った点鼻薬を使いすぎると、それが原因の「薬剤性鼻炎」になってしまうこともあるからです。

患者さんのなかには、鼻が詰まるということで、1日2〜3回が限度のところ、10回以上使用し、しかも10年以上の長期間にわたって使い続けていたという人もいます。

その人の鼻のなかを見ると、粘膜の腫れがひどく、ほぼ鼻が通っていない状態になっていました。**かかりつけの先生から勧められているものでなければ、市販の点鼻薬の使用をやめて、すぐに耳鼻科を受診しましょう。**

手術後の1〜2週間は、アルコールを摂取すると血流がよくなって出血しやすくなるので、控えたほうがいいでしょう。

でも、飲酒をしたからといって副鼻腔炎やアレルギーが悪化するわけではありません。

カフェインの摂取も、鼻の病気を悪化させるものではないので、過度に気をつける必要はないと言えます。

〔鼻にいい習慣〕

- うがい、手洗い、鼻うがい

⇓

とくに「鼻うがい」がおすすめ （1日に1〜2回）

- 予防の意識

⇓

舌下免疫療法（花粉症）、 CPAP（睡眠時無呼吸症候群）

〔鼻に悪い習慣〕

- 肥満
- 喫煙
- 市販の点鼻薬

08 鼻のトラブルはどうやって治す？

アレルギー体質の人は、「手術」「薬」「その両方」から選択しよう

通常の副鼻腔炎に関しては、遺伝は関係ありません。

ただ、アトピー症状のある人や喘息を持っている人、親きょうだいが花粉症の人、アレルギーがひどい人は、気をつけたほうがいいでしょう。

たとえばアレルギー性鼻炎が自然によくなる人は、全体の10％ほどしかいません。つまり、一度発症すると、大半は一生アレルギー性鼻炎と付き合い続けることになります。

基本的には治らないものと考えて、薬を飲み続けるか、手術をするか、舌下免疫療法をするか、といった選択肢しかないのです。

手術を行えば症状はかなり軽くなりますが、アレルギー体質自体を治せるわけではありません。そうなると、完全にアレルギー体質を変えるには舌下免疫療法しかなくなります。

一生薬を飲み続けたくないのであれば、手術に加えて舌下免疫療法を行っ

たほうがいいでしょう。実際に両方を選ぶ人もいますし、つらいときだけ薬を飲むことを選ぶ人もいます。
わたしも、提案はしますが、どのような選択をするのかは、患者さん次第です。

ポリープは、手術をしなければ治らない

普通の副鼻腔炎に関して言えば、薬で改善する人は60％ほどです。

それなら薬を使わずに手術をしたい、と言う人もいますし、手術がイヤだからと薬を服用する人もいます。

ただ、ポリープがある場合には、基本的に薬が効きません。

腸や胃のポリープと一緒で、結局は手術で取らなければ治らないものだからです。ポリープはもともと、正常な粘膜だったものが長い期間の炎症によって変化したものです。

ポリープになった粘膜は、病的なものであり、線毛自体も死んでしまっているため、何の意味もなくなっています。

こうなると、薬も効かず、手術をしなければ治りません。

Column 1

耳鼻科医院として大切にしていること

家族に耳鼻科医が3人いる環境で研鑽を積む

武田耳鼻咽喉科は、前院長・現理事長の父・武田哲男が、1990年（平成2年）埼玉県富士見市に開院しました。

武田家は、創設者であり前の院長である父、わたし、弟、家族3人が医師です。母は薬剤師なので、家族揃って医療に関わっていることになります。

わたしは大学病院や関連病院で働いていましたが、父の後を継いで2018年（平成30年）の7月に院長となり、現在に至ります。

医師以外の選択肢を考えたことはありません。

それはおそらく、幼いながらに医師として働く父の姿に尊敬の念を抱いていたからでしょう。

4歳くらいの頃には、医師になることを宣言していたようで、進学するにつれて、医師になることを意識して過ごしてきました。

年間200人の鼻の日帰り手術は好評をいただいている

現在、弟もわたしと同じ耳鼻科医で、大学病院に勤めています。

通常きょうだいで同じ科を選ぶことはほとんどないらしいのですが、お互いに耳鼻科を選択しました。

弟も、最先端の医療に向き合っているため、それぞれの現場で得ている最新の知識を共有しながら、日々の診察に臨んでいます。

わたしは2児の母でもあるため、子どものアレルギーや鼻にまつわる問題についても、自分ごととして向き合う機会が増えました。

大人だけでなく、子どもにとってもやさしいクリニックであることを目指しています。

また、現在当院では、年間約200人の鼻の日帰り手術を行っています。

患者さんにスピーディ、かつ効率的な医療を提供することをモットーに取り組んできた結果、おかげさまでさまざまな年代の患者さんにご相談いただくようになりました。

手術は術後の管理も重要です。

わたしたちは丁寧な対応を心がけているため、実際に手術を受けた患者さんからはとても好評をいただいています。

常に最先端の情報を充実させながら、患者さんにとって効率的で最善の治療を提案できるよう、日々研鑽を重ねているところです。

2

鼻の治療について、
かならず知っておきたいこと

09 内視鏡による副鼻腔炎の手術

鼻の手術は怖くない

当クリニックにおける鼻の日帰り手術は、内視鏡で行います。
内視鏡手術がどのようなものなのか、解説しておきましょう。

わたしが勤務させていただいていた東京慈恵会医科大学（慈恵医大）は、とくに耳鼻科が有名です。鼻の内視鏡手術についてはとくに注目されており、手術研修会には鼻の手術を行っている先生が全国からやって来るほどです。

まだ内視鏡がなかった時代、副鼻腔炎の手術は、よくお医者さんがおでこに着けているイメージがある「額帯鏡」という丸い鏡を用いていました。
ちなみに額帯鏡は、もともと耳鼻科のものです。その額帯鏡にライトを反射させて鼻のなかに光を通し、手術をしていました。

つまり、**内視鏡が出てくる以前の鼻の手術は、額帯鏡を使って・目視で鼻の内部を削っていた**のです。

手術が終わったあとの患者さんの顔には血液の隈ができていて、そこまで行えば手術をギリギリの部分まで行った証となり、

「よくやった！」

と先輩から言われていたと、先代の父から聞いていました。かつては局所麻酔＋座っていただいた状態で、ノミで削るのが一般的だったそうです。

年配の方々は、鼻の手術に対して、現在もそのようなイメージを持っているようで、

「鼻の手術ですか…。考えさせてください」

と言う人も少なくありません。ですから、最近は内視鏡で手術をしていることをお伝えすると、とても驚かれます。

たしかに昔は、上顎洞《じょうがくどう》（頬《ほほ》の空洞）や前頭洞（おでこの奥の空洞）は、物理的に角度が見えないところだったので、上の歯の根元から切り開き、めくるような形で手術をしていました。

内視鏡ができたいまでも、鼻の手術に対してそのようなイメージを持っている人がたくさんいるのは、仕方のないことかもしれません。

内視鏡の進歩により、手術時間も短縮されている

内視鏡はもともと真っすぐなものしかなく、副鼻腔はおでこや頭の奥に空洞があるため、直線の器具だけでは手術をすることができませんでした。ところが、最近は30度や70度といった角度がついている内視鏡が登場してきたので、これをうまく組み合わせることで、手術できるようになったのです。

ちなみに、内視鏡が出はじめた頃は機械でノミを操作して、手動でガチャガチャと骨を取っていました。

でも、現在は「マイクロデブリッター」という先端に刃がついているもので、吸引をしながら切ることができるようになったので、手術時間も入院期間も短縮化しています。それと同時に、術後、鼻のなかに詰める止血剤も進歩してきており、抜く際の痛みや止血効果もかなり改善しています。

以前と比べて随分安心な手術になったのが、おわかりになるのではないでしょうか。

耳鼻科の手術手法は、日々進化しているのです。

【著者による内視鏡を用いた鼻の手術】

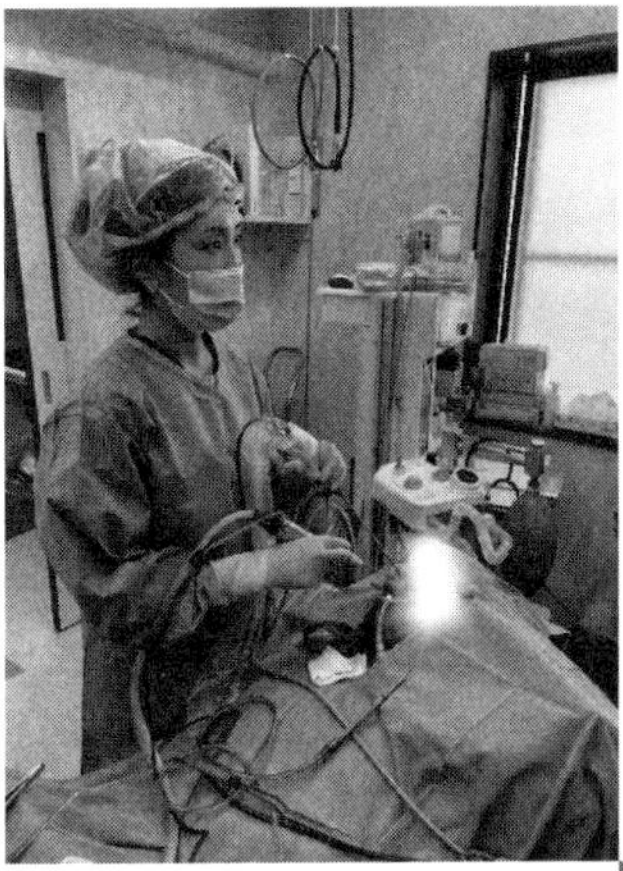

【鼻の手術で用いる内視鏡(硬性鏡)】

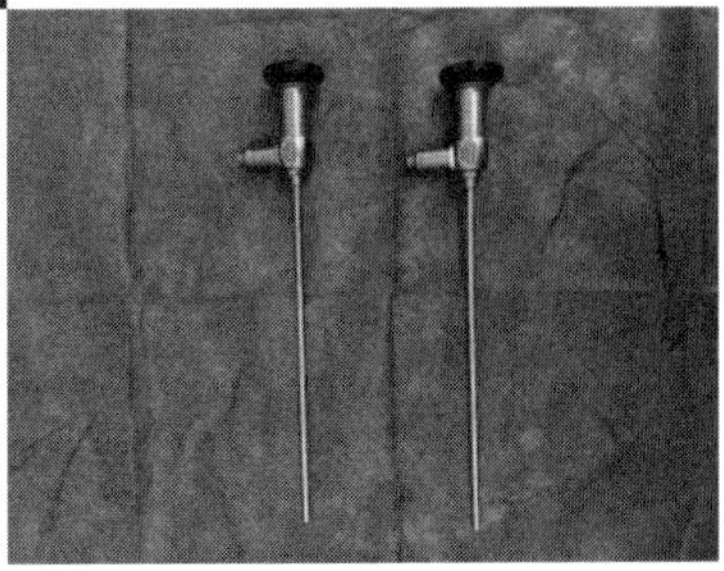

10 副鼻腔炎の薬による対症療法

代表的な対症療法「マクロライド療法」

副鼻腔炎の治療法は、手術だけではありません。
薬による対症療法も、もちろんあります。

副鼻腔炎の対症療法のひとつに、「マクロライド療法」があります。

この治療法では、「クラリスロマイシン」という薬を使うのですが、この薬には殺菌作用があって、通常は1日に2回服用することになっています。
ただ、マクロライド療法では「殺菌」ではなく「静菌」作用を目的としているため、クラリスロマイシンの服用を、通常の1日2回から1日1回に減らすのです。

副鼻腔には粘膜があり、その粘膜から鼻水が分泌されています。
粘膜を顕微鏡で見ると、線毛という小さい毛がたくさんあることがわかります。

線毛は、たとえば風邪を引いたときに、膿を押し出してくれる働きをしてくれるもので、線毛が普通に動いてくれれば、副鼻腔炎も自然に治ります。

これは、薬を服用することで死んだばい菌を、線毛が押し出してくれるからです。

風邪を引いたときに出てくる黄緑色の鼻水は、ばい菌の死がいであり、線毛が排出してくれているものです。


一方、**線毛の機能が悪くなっている人は、副鼻腔炎が治りません**。

線毛が死んでしまっていたり、動きが悪くなっていたりするからです。

死んだ線毛が戻ってくることもありますが、状態が悪ければ可能性は低いでしょう。


第1章で、粘膜をすべて取る・取らないという話をしましたが、そもそも粘膜、つまり線毛をすべて取ってしまえば自然の自浄作用が働かなくなってしまうので、おすすめできません。

そこで、静菌作用としてクラリスロマイシンを1日1回服用するのが、マクロライド療法です。

この療法の目的は、線毛の動きをよくしてあげることです。

マクロライド療法にもリスクがあるため、手術をしたほうがいい場合も

マクロライド療法をする場合、3ヵ月ほど薬を飲まなければいけません。服用を半分にするので長期間使うことができるのですが、その代わり、患者さんは3ヵ月間薬を服用しなければなりません。

これは患者さんにとって、負担になってしまいがちです。

また、稀に薬のアレルギー反応で薬疹《やくしん》が出る人もいます。

薬を服用できない人は、この治療に取り組むこと自体、難しいと考えたほうがいいでしょう。

なかには3ヵ月服用したあとで、再び症状が悪化してしまう人もいます。

マクロライド療法の改善率は60％ほどと言われているので、40％の人は治

らない計算になりますね。

3ヵ月間薬を服用し、また悪くなって3ヵ月間治療をする、ということになると、患者さんの身体にも負担になりますし、薬によるアレルギーのリスクも考えられます。

こういったことを鑑みると、**対症療法に取り組むよりも、手術をしてしまったほうが根本的な解決につながる**のではないでしょうか。

11 大切なのは、治療の選択肢を知っておくこと

5歳から受けられる舌下免疫療法

当クリニックには、0歳から90歳まで幅広い年代の方々が訪れます。15歳までの子どもの来院が全体の約15％、70歳以上の高齢者も約15％です。もっとも多い年代は、20～30代です。

副鼻腔炎の患者さんは、各年代の方々が均一に来院します。日帰り手術をする人は、仕事が忙しいと思われる30～40代の男性が中心です。

最近は、5歳以上から適用になる「舌下免疫療法」の治療を行う子どもが増えている印象があります。今後さらに主流になる治療法なので、どういったものなのか、説明しておきましょう。

舌下免疫療法は、花粉症のひどい症状に悩む人が受ける治療です。

方法は、低濃度にしたシート状の薬を舌下、つまりベロの下に毎日置くというものです。

日本ではダニとスギ花粉の2つだけに適用されるのですが、個人差はあるものの、4~5年続けることで、花粉症の症状が出にくくなるのが特徴と言えます。

花粉症の症状が出はじめると、仕事どころではなくなってしまっていた人が、この治療法を取り入れたことで、すぐに改善した例も多数あります。

昔は「減感作療法《げんかんさりょうほう》」という注射を打つ治療法がありました。

これは毎週病院へ注射を受けに行くもので、4~5年続けると身体が慣れて、アレルギーの反応が出にくくなるというものです。

ただ、アナフィラキシー・ショックというアレルギー反応が出やすい治療でもあったため、リスクと隣合わせとも言えるものでした。

この点が改善されたのが、舌下免疫療法です。

舌下免疫療法は、高い参考書を買うよりもおすすめの治療

わたしはこの治療を、子どもに勧めています。

なぜなら、わたし自身が受験日に花粉症を発症し、試験に集中できずに不合格になってしまった経験があるからです。

スギ花粉はちょうど受験シーズンに飛ぶので、とくにひどい場合は、受験のために治療をしておいたほうがいいでしょう。

つらい経験をした身からすれば、どんな高い参考書を買うよりも舌下免疫療法がいい、とも思っています。

ところで、舌下免疫療法には「時期」があり、じつはスギ花粉のアレルギーがつらくなってからはじめても、そのシーズンには間に合いません。

なぜなら、**スギに関しては、アレルギー反応が出やすい花粉が飛散する時期に行うことができない**からです。

夏から秋といった、花粉と関係ない時期に行っておくべきです。

個人差はありますが、4～5年続ければ永続性が高くなり、10～15年間薬を飲まなくてもよくなる人もいるほどです。

シート状の薬は、まずくなく、子どもでも飲みやすいものになっています。さらに、注射のようなアナフィラキシー・ショックのリスクもなく、身体への悪影響もほとんどありません。

アレルギー症状の強い子の場合、開始して1～2ヵ月間は口のなかにかゆみを感じることも多いのですが、徐々にかゆみはなくなっていきます。この波を乗り切ることができれば、改善も大いに期待できるでしょう。

舌下免疫療法は、子どもにも大人にも適した治療法です。

ところが、実際のところ、舌下免疫療法を5歳からできるということは、あまり知られていないようです。

また、この治療を取り入れているクリニックと、そうでないクリニックがあります。

多くの大学病院でも舌下免疫療法を行ってはいますが、手続きなどに時間がかかるケースがよく見られます。

おすすめは、多くの治療法を提案してくれるクリニック

耳鼻科では、花粉症の患者さんにアレルギーの薬を出すだけで終わってしまうことが多いのですが、実際にはもっといろいろな治療法が存在するのです。

たとえば、すでに副鼻腔炎用のデュピルマブ（通称：デュピクセント）という抗体製剤のお話をしましたが、そのほかに花粉症用の抗体製剤（オマリズマブ：通称ゾレア）もあります。

これは、花粉症の時期に月1〜2回注射を打てば、症状を抑えることができるというものです。

たくさんある治療法を知ったうえで、自分に合った治療法を選択するのはとても大切なことです。ひとつの方法だけではなく、ぜひ複数の治療法を取り入れている病院やクリニックを利用してくださいね。

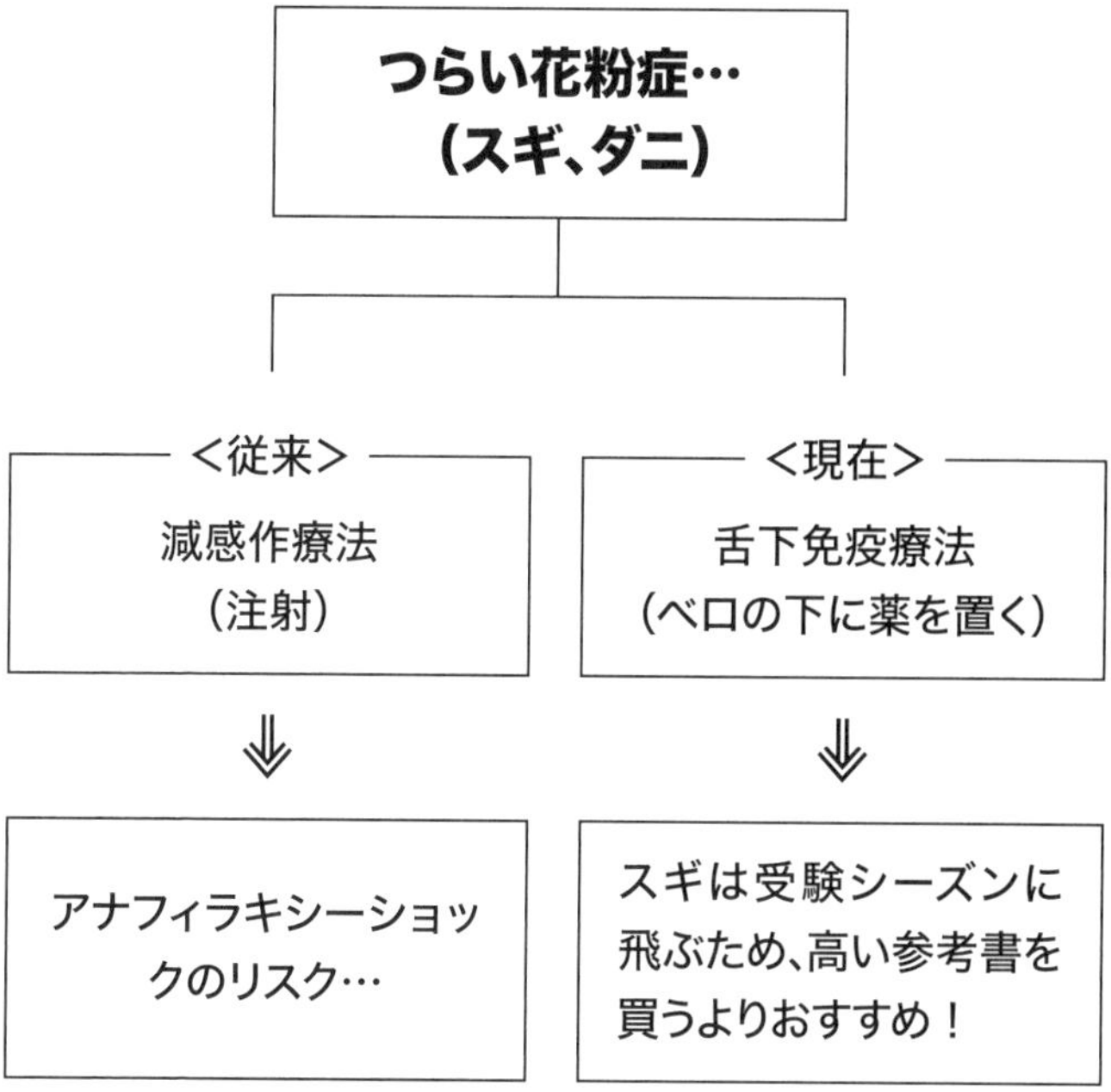

●舌下免疫療法の注意点
スギ花粉が飛散する時期に行うことはできません。

●そのほか・・・
花粉症の時期に月1〜2回注射を打てば、症状を抑えられる薬もあります。

12 血液・内視鏡・CTの３つの検査を受けよう

内視鏡検査を行わない耳鼻科、検査に前向きでない患者さんは多い

一度副鼻腔炎になると、治療をしないことでどんどん悪くなると思われることが多いのですが、かならずしもそうではありません。

なかには症状の出ない人もいますが、風邪を引いたときに悪化して、頬《ほほ》や目、頭の痛み、膿が止まらない、といった症状を訴える人が数多くいます。

副鼻腔炎があると診断されていなければ、患者さんも単に「また鼻風邪を引いた」と思う程度かもしれません。**副鼻腔炎は、内視鏡で鼻のなかを見たり、CTを撮ったりすれば、最終的な診断確定ができます**。

つまり、しっかりと検査をすることがとても大切なのですが、内視鏡の検査をしない、もしくは内視鏡を導入していない耳鼻科も少なくありません。

検査はコストがかかるが、誤診を防ぐために必要不可欠なもの

患者さんが検査に対して前向きでない理由のひとつに、内視鏡検査のコストの問題があげられます。じつは、内視鏡検査はコストが高く、患者さんの負担額も増えるため、高い病院だと判断する人もいます。

ちなみに、2022年時点の内視鏡の検査費用は6000円、3割負担であれば約2000円です。つまり、ほかの内視鏡を入れていない、もしくは内視鏡検査をしない耳鼻科と比べて、内視鏡検査の2000円が乗る分診療費が高くなる、ということです。ただ、内視鏡検査をせずに的確な診断をしてもらえるのかは、大切なポイントではないでしょうか。

耳鼻科は「見えないところを見る」ことが重要だからです。

費用も無視できないところかもしれませんが、先々のことまで考えると、**しっかり検査をして原因を浮き彫りにし、できるだけ悪化しないように対策をしていくほうがいい**のではないかと思うのです。

13 「血液検査」はおすすめ

鼻の症状の診断確定には、血液検査が不可欠

これまでにもお話しした通り、耳鼻科は血液検査・内視鏡検査・CTの3つを行えば、基本的にすべてがわかります。

血液検査は、鼻の調子がおかしいなと思ったときは、一度受けておくことをおすすめします。

なぜなら、アレルギー性鼻炎の診断確定は、血液検査で行うからです。

よく、

「花粉症だと思います…」

と言って来院する患者さんがいますが、検査をしてみたら、じつは副鼻腔炎だった、というケースもたくさんあるのです。

逆に、副鼻腔炎と思い込んでいたところ、アレルギー性鼻炎だったということも…。

アレルギー物質にしても、じつはスギ花粉は無関係で、家で飼っているペッ

トのアレルギーだった、ということもあります。
人の見立ては、あてにならないということです。

血液検査では、代表的な十数項目についてのアレルギー反応の有無を調べます。これがわからなければ、適切な対処はできません。

何に対してアレルギーがあるのかをわかったほうが、その花粉の飛散時期が明確にわかるので、対処しやすくなったり、舌下免疫療法の適応であれば、その治療を受けられたりします。

花粉症の流行する季節には、花粉症ではないかと疑ってクリニックを訪れる人が多いのですが、当クリニックでは確定診断は血液検査である旨をお話しして、血液検査を受けることをおすすめしています。

14 こんな症状があったら耳鼻科を受診しよう

頬のなかの炎症が、歯の痛みとしてあらわれることも

普段はあまり考えないことかもしれませんが、こんな症状があったら耳鼻科を受診していただきたいというケースについて、お話しします。

まず、**鼻詰まりや粘り気のある鼻水、鼻のなかで変なにおいがする場合**です。

ほかには、頬《ほほ》の痛みや頭痛、意外なところでは歯の痛みもあります。

とくに上の歯の根っこは、「上顎洞《じょうがくどう》」という頬《ほほ》の空洞部分とつながっています。

そして、歯の根っこに炎症を起こしている人がずっと放置していると、頬《ほほ》とつながっている骨が閉じてしまい、「歯性上顎洞炎《しせいじょうがくどうえん》」という疾患になってしまうのです。

歯性上顎洞炎《しせいじょうがくどうえん》は、頬《ほほ》のなかに膿が溜まる疾患で、次のような症状があります。

・頭や頬《ほほ》が痛い

・歯が痛い
・においがしない
・鼻が詰まる
・鼻水がのどに流れる
・黄色い粘り気のある鼻水が出る

歯性上顎洞炎《しせいじょうがくどうえん》がひどくなったら、鼻の手術も必要ですし、最悪の場合は抜歯をしなければいけません。

顔まわりの痛みがある場合は、耳鼻科を受診しよう

たとえば、**歯に痛みがあるので歯医者さんへ行ったもののとくに虫歯がない、もしくは治療したのに痛みが抜けない、といった場合は、注意が必要**です。

わたしは大学病院に勤務していた頃に、歯が原因の副鼻腔炎を研究し、２０００人ほどの鼻の検査画像を読んできたのですが、そのなかでもっとも多かったのが、一度治療した歯が原因になっているというケースでした。

最近わたしが手術をした患者さんの例です。

その患者さんは1年間歯医者さんで治療を受けたものの、歯の痛みが治らず、ある耳鼻科さんを紹介されて、歯性上顎洞炎《しせいじょうがくどうえん》と診断されました。ところが、1年間処方された薬では改善せず、ご自身で調べて当クリニックを受診し、手術することに。

ご本人いわく、手術にたどり着くのに2年かかったそうです。

ほかにも、頭痛や目の奥の痛み、頬《ほほ》の痛み…、つまり顔まわりのすべての痛みが、鼻に関係している可能性もあります。

極端に言えば、**歯の痛みも含めて顔まわりの痛みがある場合には、まず耳鼻科を受診したほうがいい**のかもしれません。

心当たりがあるようなら、ぜひ参考にしてください。

15 気づいたら対策すべき鼻中隔弯曲症

鼻の内部が大きく曲がっていて鼻詰まりになる人は、手術がおすすめ

鼻中隔弯曲症《びちゅうかくわんきょくしょう》という、**鼻の内部の骨が曲がっている状態は、じつに日本人の8割に見られる**と言われています。

原因はさまざまですが、鼻の構造の問題で曲がってしまう人が多いほか、殴られたりケガをしたりすることで曲がってしまうという人もいます。

そもそも鼻中隔は、横から見ると、手前は軟骨というやわらかい骨でできていて、後ろのほうは違う種類の骨でできています。

4~5種類の骨でできているものであり、それぞれの骨の成長スピードが骨の種類ごとに若干異なるため、境目にひずみが生じて曲がってしまうことも。

さらに、鼻は横から見ると斜めに伸びる方向と水平に伸びる方向でできていて、それぞれに引っ張られる圧力が違います。

このような成長の過程で、曲がりが生じるのです。

日本人の８割と言った通り、ほとんどの人の鼻中隔は曲がっています。

ただ、曲がり具合は人それぞれです。

大きく曲がっていて、鼻のなかが狭くなることが原因で鼻詰まりになってしまう人は、手術をしたほうがよく、少し曲がっている程度で症状がなければ、手術は必要ありません。

気になる場合は、検査できる耳鼻科を受診してください。

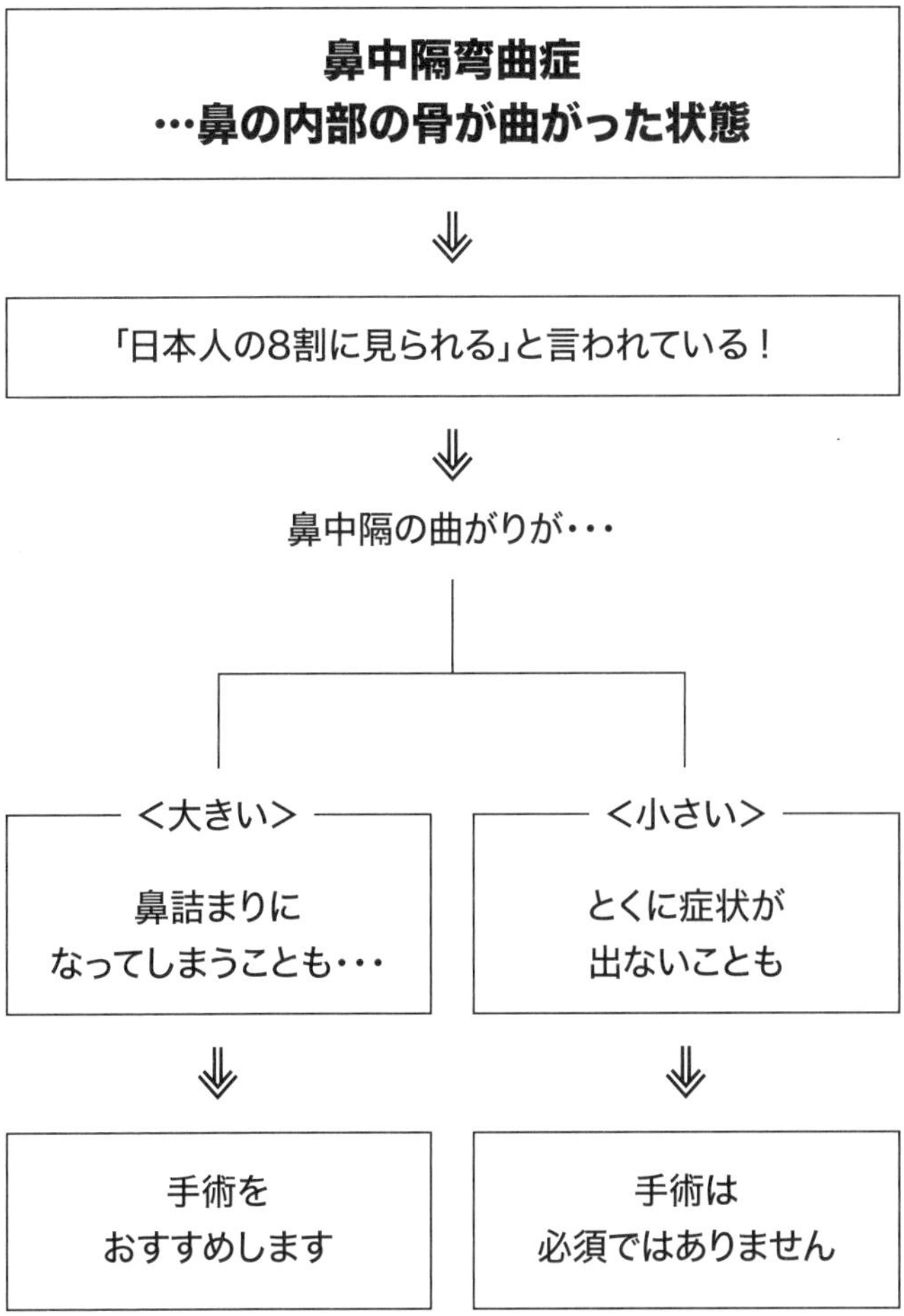
鼻中隔弯曲症
…鼻の内部の骨が曲がった状態
「日本人の8割に見られる」と言われている！
鼻中隔の曲がりが・・・
<大きい>
鼻詰まりに
なってしまうことも・・・
<小さい>
とくに症状が
出ないことも
手術を
おすすめします
手術は
必須ではありません

16 耳鼻科医がおすすめする耳掃除の仕方

耳垢を取るのは、じつは難しい

本書は「鼻」がテーマですが、わたしは耳鼻科医なので、鼻だけでなく「耳」のお話もしておきますね。

耳のケアでポイントとなることのひとつに、「耳垢《みみあか》」があります。

「そういえば、しばらく耳掃除をしていないな…」
「耳掃除って、どのようにするのが正解なのかな？」

そう思うなら、注意して読んでください。

耳垢《みみあか》を取るのは、じつは簡単ではありません。
たとえば、栓のように耳垢《みみあか》が詰まってしまっている人がいます。
これは綿棒で耳掃除をしているうちに、どんどん耳垢《みみあか》を奥へ押し込んでいるのが原因です。
押し込まれた耳垢《みみあか》が耳の奥に溜まって耳垢《みみあか》が栓のようになっている場合は、

ワインの栓を抜くように、特別な鉗子《かんし》で引っこ抜きます。

普段何気なく行っている耳掃除が原因で、思わぬ事態になっていることがあると知っておきましょう。

耳掃除をしすぎない、竹の耳かきは使わない

「では、耳掃除はどうすればいいの？」

と疑問を持つかもしれませんね。

耳掃除は、綿棒で月1～2回行えばいいとわたしは思っています。

少なくとも、毎日行っているなら、それはやりすぎです。

耳掃除をやりすぎると逆に耳のなかがかゆくなり、掻きむしることで「外耳炎」になってしまうことがあります。

外耳炎は、「外耳道」という耳の通り道に傷がつき、その傷にばい菌が入ることで炎症を引き起こすものです。

外耳炎になると、耳垂れが出てきたり、耳の聞こえが悪くなったり、痛みがあったり…という状態になってしまいます。

ところで、耳掃除と言えば、昔ながらの「竹の耳かき」をイメージする人も多いのではないでしょうか。

でも、竹の耳かきは、まったくおすすめしません。

外耳道を傷つけやすく、外耳炎になってしまう危険性があるからです。

耳は敏感な器官です。

耳掃除はあまり頻繁には行わず、「綿棒で月1～2回」にしておきましょう。

耳垢を取るのは、簡単ではありません！

⇓

綿棒で耳掃除をしているうちに、
耳垢を奥へ押し込んで、
栓のように詰まっている人も…

耳掃除のOK・NG

<OK>

月に1～2回、
綿棒で掃除

<NG>

●毎日行う
●竹の耳かきを使う

⇓

「外耳道」を傷つけて、外耳炎になるリスクが！

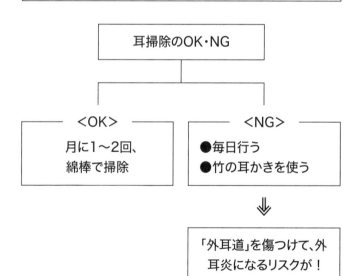

17 耳鼻科医における耳のケア

体質や過去の病気によって耳垢が取りにくい場合は、耳掃除で受診してもいい

耳垢《みみあか》の話を続けます。

あまり知られていないことですが、体質によって耳垢《みみあか》にはタイプがあります。なかには粘り気のある、キャラメルのような耳垢《みみあか》の人もいるのですが、このタイプの場合、なかなか耳垢《みみあか》を自分で取ることはできません。

また、過去に「真珠腫性中耳炎《しんじゅしゅせいちゅうじえん》」という病気で手術を受けたことがある人は、外耳道にポッカリと穴が開いてしまっている状況です。

穴が開いている場合、耳の内部の線毛がすべてなくなっており、本来は耳《みみ》垢《あか》を外へ押し出してくれるはずの線毛が働いてくれません。

その穴に溜まった耳垢《みみあか》を取るのは耳鼻科医でなければ困難なので、毎日のように耳を洗いに来院される患者さんもいます。

このように、耳垢《みみあか》と言っても、いろいろなものがあります。

ですから、もし思い当たる症状があれば、たかが耳垢《みみあか》…と考えるのではなく、**耳掃除をするために耳鼻科を受診**してみてください。

当クリニックにも、耳掃除をするために来院する患者さんがたくさんいますよ。

Column 2

鼻の手術を体得するまで

耳鼻科の最先端の現場で研鑽を積むことに

武田耳鼻咽喉科は、鼻の日帰り手術ができるクリニックとして、認知していただけるようになってきています。

全国的にはまだ鼻の日帰り手術を行っている病院、クリニックはそれほど多くありません。

そのためもあるのか、よく

「どうやって手術できるようになったのですか？」

「どこで研鑽を積んだのですか？」

と質問を受けます。

ここでは、わたしがどのように鼻の手術を体得していったのかということについて、お話しします。

わたしは埼玉医科大学医学部を卒業後、日本大学医学部附属板橋病院で初期研修を受けました。

比較的手先が器用だったので、形成外科の先生からもお誘いがあったのですが、父が耳鼻科医を開いていることもあり、耳鼻科を選択。

その後、弟が東京慈恵会医科大学（慈恵医大）に在籍していたこともあって、有名で症例数の多い同大学の耳鼻咽喉科教室に入局することにしたのです。

「慈恵の『ジ』は耳鼻科の『ジ』」と言われるほど、慈恵医大の、とくに「鼻」の分野は世界的に有名です。

それほどの場で自分がどこまでできるか、不安に思うところもありましたが、わたしは

「やらないで後悔するよりも、やって後悔したほうがいい」

をモットーにしているので、日本一と言われる耳鼻科でとことん自分を磨いてみようと覚悟を決めました。

慈恵医大には全国から、耳鼻科や大学ＯＢ、先生のご子息といった、やる気のある耳鼻科医が集まってきます。

半数以上が外部から集まり、また教えることを惜しまない風土は、わたしにとって本当にありがたいものでした。

とてもよくしてくださった先輩の女医さんは、

「慈恵の耳鼻科は、ブランドのようなものだから」

と言っていました。

よき先輩のもとで数多くのあらゆる手術を実施

その先輩から、あらゆる鼻の手術法を現場で教わりながら、常に最先端の治療法や手術を体得していきました。

もともと手を動かすのが得意でしたが、最初は「内視鏡」による手術が苦手でした（内視鏡による手術については、後ほど説明します）。

ところが、現場で内視鏡手術の奥深さを学んでいくなかで、

「これは患者さんの身体の負担が少なく、必要な手術法、治療法だ」

と実感。患者さんに内視鏡手術を積極的に提案するようになっていきました。

わたしは中学から大学まで体育会系の硬式テニス部に所属していたのですが、テニス部の顧問から
「うまくなるには、練習で誰よりも早く1000本サーブを打つことだ。とにかく数を打つことだ」
と教えられていたので、現場でひとつでも多くの症例を見て、実際に対応させていただくことを重視していました。

先輩や先生の時間の許す限り教えていただきながら、現場での手術を経験。はじめは夜中に両腕がつって、目を覚ましたことも…。

当時は手術を週2回、1日2件ずつこなしていたので、1年間で200件ほどの手術に立ち会ってきたことになります。

かなり多忙な日々ではありましたが、当時は、自分の技術力がアップしていくことに大きなやりがいを感じていました。

手術に立ち会った回数に比例して、技術力も上がっていったのです。

この生活が3年続いたので、慈恵医大に在籍している間に、合計で600件の手術をこなした計算になります。

その後も関連病院で数多くの鼻の手術をこなしながら、

「これは日帰りでもできるのではないか」

と考えるようにもなり、それが現在当院が提供している鼻の日帰り手術へとつながっています。

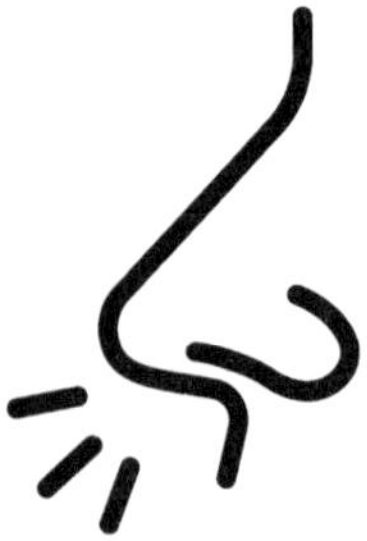

3

「鼻の日帰り手術」を知ろう

18 鼻の日帰り手術～初診から手術直前まで～

まずは相談してみよう

鼻の日帰り手術の流れは、病院やクリニックによってさまざまです。ひとつの参考にしていただくために、当クリニックの例をご紹介しますね。

まずは、受診からです。

もともと当クリニックに通われている患者さんの場合、症状や鼻のなかの構造異常が見つかれば、手術を提案し、そこから手術になるのが一般的です。

ほかには、広告から当クリニックを探し、鼻詰まり相談、手術相談に予約されて来院するケースもあります。

直接ホームページを検索して、予約を入れる患者さんもいます。

鼻詰まり相談で来院する方の場合も、診断した結果、手術が必要になることがあります。

自分で診断することはできないので、まずはクリニックで相談するといいでしょう。

内視鏡、CT、血液検査を行い、全身麻酔に耐えられるか術前検査も

検査時は、鼻のなかを内視鏡で診て構造異常やポリープがないかを確認し、副鼻腔のCT検査を行います。

アレルギー確定診断のために、採血することもあります。

当クリニックでは全身麻酔で手術を行っているため、手術が決まれば、患者さんの身体が耐えられるかどうか、術前検査を受けていただきます。

実施する内容は、採血、心電図、肺の呼吸機能検査、胸部レントゲンといったものです。

アレルギー検査の採血も、患者さんが針を刺される負担が2回から1回になるので、術前検査で一緒に行うことが多くなっています。

これまでにもお話ししましたが、**当クリニックでは手術をする、しないに**

かかわらず、アレルギー性鼻炎かどうかを診断するために、血液検査を提案しています。

そうすることで、何にアレルギーがあるのか明確になりますし、時期によって予防のために早めに薬を投与して、症状を改善することができるからです。

スギ、ハウスダスト、ダニアレルギーがあれば、舌下免疫療法の治療もご提案できます。

「診療費が高い」と言われることもありますが、わたしは調べておいたほうがいいという考えです。

たとえば、舌下免疫療法が効くアレルギーの場合、治療を4～5年がんばれば、10～15年は薬を飲まなくてもよくなります。

薬局で毎年薬を買えば、相当な額を使うことになると考えれば、コスト削減になりますよね。

アレルギー検査は大切なことなので、繰り返しお伝えしました。

手術までに通常3回、最低2回来院

まずは診察を受けていただき、手術適応であれば、手術日を決めます。

手術日から逆算して2～3ヵ月の間に、前にお話しした「術前検査」を実施した結果、たとえば糖尿病であったり腎臓の機能が悪かったり、喘息のコントロールが悪かったり…といったことが判明したら、一度かかりつけのお医者さんや当クリニックの近くの内科で、全身麻酔を行って問題がないかを確認していただきます。

血液検査の結果が出るのは、約1週間後です。

それから手術までの間に、手術の同意書を書いていただき、詳しい説明を行い、結果が問題なかったかどうかの確認をするため、もう一度来院していただき、問題がなければ、次回は手術当日にお越しいただきます。

つまり、**手術に至るまでに来院する回数は、通常3回。**

診察当日に手術をすると決めて、術前検査も行う場合には、術前検査と最初の診察が1回で済むので、必要な来院は最低2回です。

手術までは、風邪を引かないようにだけ気をつける

手術が決まって、手術までの間に心がけるべきことはとくにありませんが、風邪を引かないようにだけ、気をつけていただいています。

発熱している状態では身体にかなり負担がかかってしまうので、基本的に全身麻酔を行いません。

ですから、**日頃の手洗い・うがいをしっかりと行っていただくのがいい**でしょう。

〔鼻の手術の一例～初診から手術直前まで〕

鼻に違和感→来院

⇓

<診断確定のための検査>

- ●内視鏡検査
- ●CT検査
- ●血液検査（おすすめ）

⇓

手術決定

⇓

全身麻酔に問題ないか、術前検査
（採血、心電図、胸部レントゲンなど）

（ここまで：来院 1～2回）

手術の同意書に署名<※>

（来院 1回）

<※> 検査に異常があった場合、内科で精査
もしくは入院できる病院を紹介することも

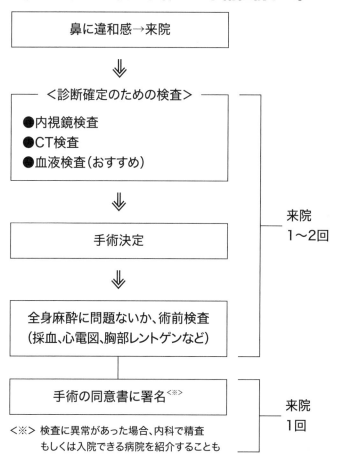

19 鼻の日帰り手術 ～手術から「卒業」まで～

手術時間は1時間から1時間半で、翌日も来院する

ここでは、無事に手術の日を迎えてから「卒業」するまでの流れについて、お話しします。

手術は、おおよそ1時間から1時間半で終わります。

その後は麻酔の影響も残っているので、2時間は院内に滞在していただきます。

朝一番で手術を受けたら、お昼過ぎには帰れるというスケジュールです。

翌日は、手術当日に鼻のなかに詰めた止血剤を抜くために受診します。

それから1週間は出血しやすいので、鼻のなかに綿球を入れて過ごします。

これによって、乾燥も防ぐことが可能です。

綿球をしない状態で傷口が乾燥すると、感染を起こしたり出血の原因になったりするうえ、傷の治りにもあまりよくありません。

現代の医学では、湿潤環境と言って、少しジメッとした環境のほうが傷も治りやすいとされているのです。

アレルギー性鼻炎でも、術後2～3ヵ月で「卒業」

手術後2日目から行っていただくのは、鼻うがいです。

約1週間後に来院して、鼻に詰めた止血剤を抜き、抜糸をすれば、鼻のなかには何も入っていない状態になります。

それ以降は、綿球を入れなくてもかまいません。

個人差はありますが、手術をした当日が多少つらいかもしれません。

患者さんから割と耳にするのは、頭痛と、目と鼻の内側の圧迫感、目の奥の痛み、涙が止まらない、といったことです。

鼻のなかの骨を一部削ったり取ったりするので、そういった部分の痛み、そして鼻のなかに入れた止血剤が血液を吸って膨らむことによる圧迫感もあると思います。

涙の出口が鼻のなかにあるので、鼻が詰まると逆流して涙となって出てくるのです。止血剤を抜けば、おさまるでしょう。

よくあることなので、心配する必要はありません。

手術による腫れは多少ありますが、見た目で腫れているとわかるのは、大きな止血剤を入れる手術当日だけです。

次の日に止血剤を抜けば、元に戻ります。

いまはマスクをしていても不自然ではないので、周囲にも違和感を感じられにくく、過ごしやすいのではないでしょうか。

その後については、副鼻腔炎の人もアレルギー性鼻炎の人も、基本的に経過は同じです。

副鼻腔炎の場合は、先ほどお話しした通り、まず手術翌日の朝に来ていただき、その次の来院はだいたい1週間後です。

その次も、1~2週間後、というのを繰り返します。

鼻の粘膜が完治するまでには2～3ヵ月かかるので、それまでは1～2週間ごとに診察するのです。

術後出血した場合、もしくは鼻のなかがキレイではない場合は、もう少し頻繁に来院いただくこともあります。

なお、再発しやすい副鼻腔炎、つまり好酸球性《こうさんきゅうせい》副鼻腔炎《ふくびくうえん》については、月1回定期受診する必要があるので、手術を受けて、傷口の治りを見て終わり、というわけではありません。

一方でアレルギー性鼻炎の人は、鼻のなかの傷口が完全に治った段階でも効果が相対的に薄かった場合、舌下免疫療法を併用することもあります。

高額療養費制度があるため、手術費用はそれほど高額ではない

手術費用について、よくご質問をいただくので、補足しておきます。

アレルギーの手術もほかの手術もそうですが、**健康保険が適用されるため、**

一般的な年収の人であれば、高額療養費制度で5万円〜9万円ほどの負担で済みます。

なお、大きな病院で手術をして1週間ほど入院する場合の費用は、日帰りよりは高くなるとは思いますが、一概にお答えするのは難しいものがあります。たとえば個室に入って差額ベッド代がかかるかもしれませんし、大きな病院であればあるほどさまざまな「管理料」が加算されるので、これが高くなる要因のひとつと言えるでしょう。

〔鼻の日帰り手術の一例〜手術から「卒業」まで〕

＜当日＞

手術（1〜1.5時間）

⇓

約2時間待機（麻酔の影響が切れたら帰宅）

＜翌日＞

⇓

受診（鼻のなかの止血剤を抜く）

＜約1週間後＞

⇓

「鼻うがい」を行う
「綿球」を入れる

止血剤抜き、抜糸（綿球は終了）

- ●1〜2週間おきに受診
- ●経過がよければ2〜3カ月で「卒業」

20　知っておきたい日帰り手術の種類

パターン1　曲がった骨をまっすぐにする「鼻中隔矯正術」

ここでは、当クリニックで行っている手術のパターンについてお話しします。治療を受ける際の参考にしてくださいね。

当クリニックで行っている手術は、大きく分ければ3種類しかありません。

ひとつが鼻中隔彎曲症《びちゅうかくわんきょくしょう》、つまり鼻の真ん中の骨が曲がっている状態を真っ直ぐにする「鼻中隔矯正術」です。

パターン2(1)シンプルなアレルギー性鼻炎の手術「下鼻甲介切除術」

2つ目は、アレルギー性鼻炎の手術です。

これは厳密に言えば、2種類に分かれます。

アレルギー性鼻炎の手術のひとつ目は、アレルギーで腫れる「下鼻甲介」

という粘膜を削る、シンプルな手術です。

アレルギー性鼻炎に関しては、この下鼻甲介という部分が腫れてくるのが、メインの症状と言えます。その腫れた部分、つまり膨れ上がったところを、脂肪吸引のような感じで粘膜や腫れた組織を削ってあげる手術が、この下鼻《かび》甲介切除術《こうかいせつじょじゅつ》です。

この手術を行えば、5~10年ほど効果があると言われています。

パターン2(2)効果が継続するアレルギー性鼻炎の手術
「後鼻神経切断術(経鼻腔的翼突管神経切除術)」

アレルギー性鼻炎の手術の2つ目は、「後鼻《こうび》神経切断術」というもので、継続的な効果が期待できます。これは、アレルギーを司《つかさど》る神経を選択的に切ることで、アレルギーの反応を鈍くする手術です。

効果としては、**鼻水やくしゃみが7~8割減って、鼻詰まりも9割ほど改善する**と言われています。関係する神経自体を切るので、その神経が再生しない限りは効果が継続するのです。

アレルギー性鼻炎の2つの手術を選択する際は、健康保険の適用まで考慮する

ちなみに、このアレルギー性鼻炎の2つの手術の選択には、健康保険の適用が絡んでくることを知っておいたほうがいいでしょう。

どういうことか、簡単に説明します。

アレルギーの手術を、副鼻腔炎の手術と同時に行う人は少なくありません。この場合、健康保険の決まりで、副鼻腔炎の手術と後鼻神経を切る手術を一緒に算定することができません。

この2つの手術代が二重に発生するので、3割負担であっても自己負担分が上がってしまうのです。もちろん患者さんの希望を伺ったうえで決定しますが、アレルギー性鼻炎で副鼻腔炎もある人は、基本的に下鼻甲介を減量する手術になってしまいます。

一方で、アレルギー性鼻炎だけの人の場合、手術の永続性があるので、後

鼻神経切断術を提案することが多いのです。

ですから、**副鼻腔炎の手術をともなう人は、まず下鼻甲介を減量する手術だけを行い、5〜10年経った時点で症状が出ているなら神経切断術をしましょう、と提案しています。**

パターン3　副鼻腔炎の手術「内視鏡下鼻副鼻腔手術」

ここまでが2つ目の、アレルギー性鼻炎の手術でした。

そして、3つ目が副鼻腔炎の手術で、「内視鏡下鼻副鼻腔《かびふくびくう》手術」と言われるものです。

鼻のまわりには、副鼻腔という蜂の巣状の空洞があります。

そもそもどうして空洞があるのかと言うと、頭のなかが骨や脳で詰まっていると、首で頭を支えきれないからです。

空気が含まれる構造になるためにあるのが副鼻腔で、その蜂の巣状の部屋に膿が溜まってしまう状態が、副鼻腔炎です。

副鼻腔炎の手術は、蜂の巣状の部屋をひとつずつ取り壊し、ひとつの大きな空間につなげるものです。

ひとつの空間にすることで、膿を排出しやすくなります。

風邪を引いて膿が溜まっても、ひとつの部屋になっているため、薬を使ったり鼻洗浄をしたりするだけで、膿が出やすくなるのです。

また、ひとつの空間につなげることで、「線毛」という組織が空気に触れやすく変化し、線毛の動きが活発化して、膿を出しやすくなるという効果もあります。

このように、手術にはいくつかの種類があるので、該当するものがあれば、参考にしてください。

（日帰り手術の種類を知っておこう）

鼻中隔弯曲症	アレルギー性鼻炎<※1>	副鼻腔炎<※2>
⇓	⇓	⇓
① 鼻中隔矯正術	②-1 下鼻甲介切除術 ②-2 後鼻神経切断術 （経鼻腔的翼突管神経切除術）	③ 内視鏡下鼻副鼻腔手術

<※1>

②-1 下鼻甲介切除術……………アレルギーで腫れた粘膜を削る手術（5～10年ほどの効果）

②-2 後鼻神経切断術（経鼻腔的翼突管神経切除術）
……………………………………アレルギーに反応する神経を選択的に切る手術（神経が再生しない限りは効果が継続）

<※2>

③ 内視鏡下鼻副鼻腔手術…蜂の巣状になった副鼻腔の部屋を取り壊し、「ワンルーム」にする手術

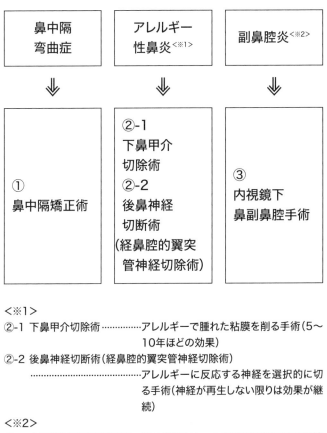

21 日帰り手術で対応できるケース、できないケース

9割の人は日帰りで対応できるが、できないケースもある

当クリニックで行っている鼻の手術は日帰りのみですが、**なかには日帰りで対応できるケース、できないケースがあります。**

まず、9割の人は日帰り手術で対応できます。

日帰りで全身麻酔の手術ができない可能性があるのは、次の人たちです。

・合併症がある人
・高齢者
・不安の強い人
・12歳未満の子ども

合併症は、たとえば喘息の程度が重く、肥満で、糖尿病のコントロールが非常に悪い、といった状態を指します。

「高齢者」については、もちろん個人差はありますが、70歳を超える患者さ

んの場合、お話をしながら認知能力を診させていただいています。

高齢者の場合に気をつけていること

当クリニックでは、基本的に、75歳以上の患者さんの手術はしていませんが、日帰り手術を行っている病院では65歳以上の人をお断りしているケースが多いようです。

75歳以上の患者さんの手術を制限しているのは、万が一認知症がある場合、説明したことを忘れられてしまう危険性があり、術後夜中にパニックを起こしても対応できないからです。

結局のところ、**手術後に注意事項としてお伝えしたことを、きちんと理解できる意思能力があるかどうかが大切**なのです。

手術を日帰りで行っているので、とくに患者さん自身の協力が不可欠となります。決して差別するわけではなく、コミュニケーション面で、海外の患者さんについても慎重に対応しています。

子どもの場合、基本は12歳以上

子どもの場合もほぼ同じ理由ですが、それに加えて成長過程で手術をするのはあまりよくない、と言われていることもあります。

成長途中で鼻が大きくなり、鼻のなかの構造も変わっていくので、**当クリニックでは、基本的に12歳未満のお子さんの手術はしないようにしています。**

ただ、歯医者さんが使用する局所麻酔で、前にお話ししたアレルギーの下鼻甲介を減量する手術を、6歳や9歳の患者さんに実施したことはあります。ただこれは、薬を飲んでもアレルギー症状が治まらないほど重症の場合に例外的に行うものであり、少なくとも全身麻酔では実施しません。

ところで、日帰りではなく入院が必要な場合、当クリニックで手術を行い、そのあと別の病院で入院できないか、というご相談を受けることもありますが、残念ながら受け付けていません。

医学業界では原則として、手術をした病院もしくはクリニックできちんと診てもらいましょう、ということになっているのです。

日帰り手術が難しい場合は、入院できる病院で手術を

日帰り手術よりも入院したほうがいい患者さんの場合は、何が起こるかわからないので、24時間365日体制で手厚い看護が受けられる入院設備がある病院のほうが、安心ではないでしょうか。

とくに合併症がとても多い、内科疾患がある、糖尿病を患っている、喘息のコントロールが悪い、もしくは不安が強いというときには、いろいろな科の先生たちが揃っている病院のほうが安全です。

当クリニックでも、入院のほうがいいと判断した場合は、入院できる病院をご案内しています。

22 手術の難易度と、当クリニックが提供している手術

当クリニックで行っている手術は、クリニックで可能な最高難易度のもの

当クリニックで扱っている、鼻中隔弯曲症《びちゅうかくわんきょくしょう》とアレルギー性鼻炎、副鼻腔炎の手術は、わたしが東京慈恵会医科大学附属病院に勤めているときから行ってきたものです。

勤務医時代は、がんの手術を扱ったこともありますが、いまは基本的に、良性の腫瘍や普通の炎症性疾患のみを行っています。

勤務医時代も当クリニックの院長になってからでも、基本的に取り組んでいることは同じです。

少し専門的な話になりますが、副鼻腔炎に関しては、難易度の高さによって5段階あります。

レセプト（診療報酬明細書）も、内視鏡下鼻副鼻腔手術1型から5型まで

の構成になっています。

1型は「鼻茸切除術《はなたけせつじょじゅつ》」と言って、鼻のポリープを取るだけなのですが、4つある空洞（副鼻腔）を開ける手術は、開けた数によって難易度がどんどん上がっていきます。

ひとつだけ開ければ2型、複数を開ければ3型、4つすべてを開けるのが一番難しく、これが4型とされています。

なお5型は、「施設基準」というものがあり、当クリニックはいわゆる「病院」ではないので適用されません。

たとえば、脳神経外科医や眼科医が常勤で働いているなどの基準です。

当クリニックでできるのはそもそも4型までであり、施設としてできる最高難度のものを提供していることになります。

23 全身麻酔と局所麻酔の違い

全身麻酔でも、手術後1時間で普通に過ごせる

手術の際の麻酔についてご質問をいただくことも多いので、お話ししておきます。

すべての手術を局所麻酔で行っている医療機関もありますが、手術に1〜2時間ほどがかかることを考えると、患者さんの負担も大きいのではないでしょうか。ですから**当クリニックでは、全身麻酔で手術をしています**。

昨今は麻酔薬の効果が早く、質も高くなってきています。

人によっては全身麻酔を怖がる人もいますが、身体の負担やストレスを考えれば全身麻酔のほうがおすすめですし、わたしも手術を受けるならそちらのほうがいいと思っています。

なぜかと言うと、局所麻酔は患者さんが起きている状態で行ううえ、どうしても効かない箇所も存在する分、痛みをともなうこともあるからです。

患者さんが痛がっているなかで手術をすることで、こちらが「もう痛がっているから、あまり触らないでおこうか…」という気持ちになると、先々再発して、患者さんの不利益になってしまいますし、余計に手術時間もかかります。

こういったことを避けることも、当クリニックが全身麻酔で手術を行っている理由のひとつです。

実際のところ、どうしても局所麻酔がいい、という患者さんはほぼいません。**近年は麻酔薬も非常に進歩しており、手術が終わってから1時間もすれば、どなたでも普通に過ごせます。**

ですから、全身麻酔が怖いという人も、安心して手術を受けられるはずです。

局所麻酔でもできる手術はあるが、痛みや危険をともなう

もちろん手術の内容によっては、局所麻酔でも大丈夫な場合もあります。

たとえば、鼻のなかの骨を真っ直ぐにする「鼻中隔矯正術」は、局所麻酔でも可能でしょう。

下鼻甲介を減量する手術も局所麻酔で行うことはできるので、たとえば高齢者、幼い子でアレルギーや鼻詰まりにかなり困っているときには、局所麻酔で手術をすることもあります。

ただ、少なくとも神経を切る手術で鼻のかなり奥のほうを触る場合は、全身麻酔でなければ対応できません。

また、副鼻腔炎の手術で副鼻腔の部屋をひとつにして内部の炎症を取る場合にも、同じく全身麻酔でなければ厳しいでしょう。

局所麻酔については、おでこのあたりにブロック注射を打つのですが、それがとても痛いことも、デメリットと言えます。

それだけではなく、おでこに注射を打つので、患者さんに動かれたら非常に危険です。

脳に損傷を与えたり、目に悪影響を与えたりする可能性もゼロではないので、**リスク管理の意味でも、わたしは全身麻酔がもっとも安全だと考えているのです。**

それでも局所麻酔を希望される患者さんには、日帰り手術を局所麻酔で行っている病院をご紹介しています。

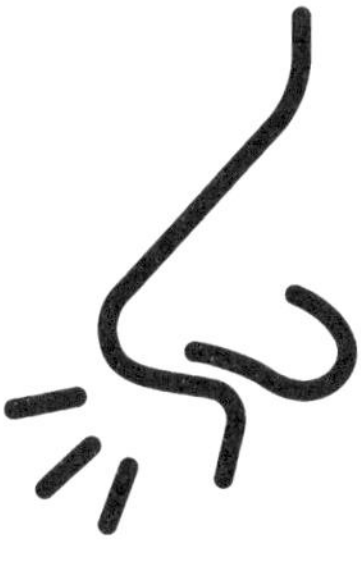

24 手術後の定期的なケアについて

通常の副鼻腔炎は、調子が悪いと思ったら受診してもいい

すでにお話しした通り、通常の副鼻腔炎であれば2〜3ヵ月で「卒業」となりますが、その後どうすればいいか、気になる人もいるのではないでしょうか。

わたしは基本的に、定期的な来院は必要ないと考えており、調子が悪ければ来ていただくようにしています。心配だからということで、半年〜年1回来院する患者さんもいますし、ほとんど来院しない患者さんもいます。

実際に「調子が悪い」ということで当クリニックに来られるケースで多いのは、

・風邪による鼻水や鼻詰まり

・顔まわりの痛み

といったものです。

手術をした人は敏感になっていることが多いので、**もし調子が悪いと感じたら、遠慮せず来院するといいでしょう**。

なお、重度のアレルギー性副鼻腔炎の場合は、事情が異なります。

これは大切なところなので、事項で詳しく解説しますね。

〔卒業後の定期的なケア〕

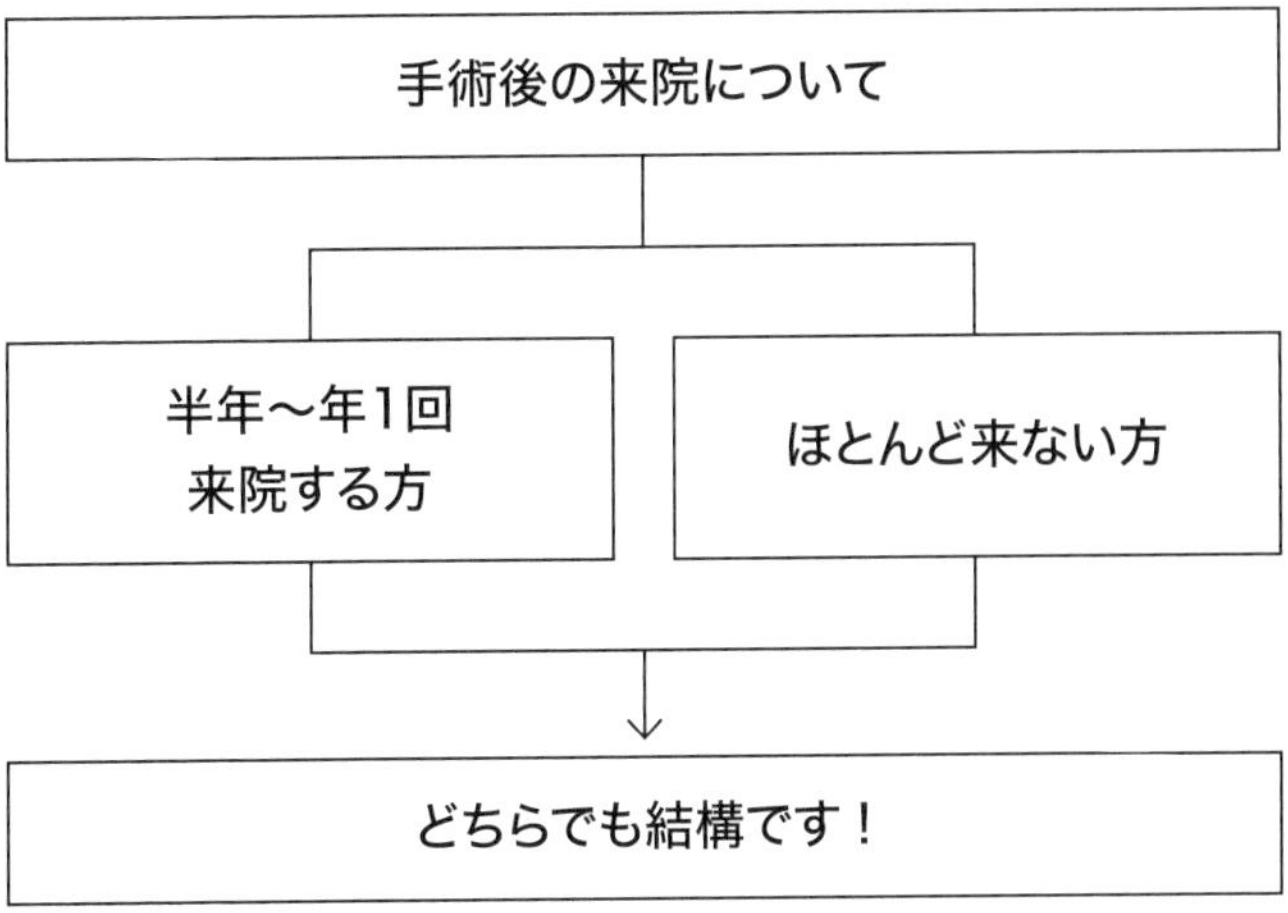

基本的には定期的に来院は必要なし！
「調子が悪いな」と思ったら、遠慮しないで来院することがおすすめ！
(重度のアレルギー性副鼻腔炎、好酸球性副鼻腔炎の方を除く)

25 好酸球性副鼻腔炎は長く付き合う鼻の病気

今後増えると思われる「好酸球性副鼻腔炎」

通常の副鼻腔炎の手術をしたあと、基本的にまた別の手術をするパターンはほぼありません。例外は、近年増加傾向にある「好酸球性副鼻腔炎《こうさんきゅうせいふくびくうえん》」という難病指定の疾患の場合です。

とくにこの疾患がある人は、2〜3年後にふたたび手術を受けるケースが多くなっています。

好酸球性副鼻腔炎《こうさんきゅうせいふくびくうえん》については第1章でもお話ししていますが、ここでは手術後の経過という観点で、改めてお話ししたいと思います。

好酸球性副鼻腔炎《こうさんきゅうせいふくびくうえん》は、昔から言われているいわゆる蓄膿症《ちくのうしょう》、つまり細菌感染したことによる膿が溜まる副鼻腔炎ではなく、アレルギー体質が中心の副鼻腔炎です。ネバネバした鼻水が出たり、鼻茸《はなたけ》と言われるポリープができたりするのが特徴です。数は多くないと言いましたが、まだ診断された人が少ないだけであり、今後はもっと増えていくものと思われます。

好酸球性副鼻腔炎は、短いスパンで手術をすることもある

好酸球性副鼻腔炎《こうさんきゅうせいふくびくうえん》の場合、次の手術までにこれだけ間を空けたほうがいい、といった目安はとくにありません。

早ければ3ヵ月ほどでポリープが再発する人もいるので、あまり間を置かずに手術をすることもあります。

前にもお話しした通り、好酸球性副鼻腔炎《こうさんきゅうせいふくびくうえん》は、体質によるものです。この病気になる人は喘息も発症しているケースが多いのですが、鼻から肺まで1本でつながった呼吸器の粘膜が、強いアレルギー反応を起こして副鼻腔に出ているという状態です。

粘膜をすべて手術で取り去るわけにはいかず、残った粘膜からポリープが再発します。

体質を変えない限りは治らないのですが、体質を変えることはおそらく難しいでしょう。

好酸球性副鼻腔炎の治療は薬も組み合わせて、長く付き合っていこう

ポリープが再発したときは、もちろんその都度手術をしてもかまわないのですが、ステロイドや、最近認可されたデュピルマブというバイオ製剤を使った薬物治療もあります。

デュピルマブは、体内の「インターロイキン4」と「インターロイキン13」という炎症性物質をブロックして、ポリープや粘り気のある鼻水ができるのを食い止める、かなり効果的な薬です。

ただ、新薬なのでいまは高価であり、長期的なデータがまだ出ていません。つまり、どれほどの期間デュピルマブを使えばいいのか、どれほどの期間使わなければ再発するのか、一生使わなければいけないのか、といったデータがまだないのです。

メリットは、手術を避けられることです。

これを聞くと、手術をするのでなく、はじめからデュピルマブを使ったほうがいいのではないか、と思う人もいるでしょう。

でも現時点では、手術をして可能な限りポリープや病変を取らなければ、デュピルマブの効果が弱い、というデータがあります。

このため大学病院などでも、基本的には手術が行える患者さんであれば、まず手術を先行するようにしているのです。

この好酸球性《こうさんきゅうせい》副鼻腔炎《ふくびくうえん》は、体質なので**最終的な「卒業」はなく、喘息と同様にずっと付き合っていく病気**です。よくなったり悪くなったり、を繰り返すものであり、だからこそ難病なわけです。

状態がよくても月1回はかならず来院するよう、手術をしたあとに患者さんへお伝えしています。

かかりつけの耳鼻科医の先生を見つけよう

病気とお付き合いしていくには、かかりつけのお医者さんを見つけることです。ずっと経過を見ている先生でなければ、適切なアドバイスや対応はできないでしょう。

いろいろな病院を転々としている患者さんもいるのですが、そうなるとどのクリニックで、どのような治療を受けたのかがわからず、迅速に適切な対応をすることが難しくなってしまいます。

基本的には、手術をしたところで経過を見てもらうのがおすすめです。

これまでにもお話ししましたが、好酸球性《こうさんきゅうせい》副鼻腔炎《ふくびくうえん》は難病指定されています。再発した際に再手術やデュピルマブの使用が必要となることもあり、難病の申請をすれば国から治療費の補助が受けられるので、医療費はそれほど大きくなりません。

また、決して軽い病気ではないので、人工透析のように考えて、定期的にかかりつけ医の先生に診てもらいましょう。

当クリニックでも、難病申請をしている患者さんが数十名いらっしゃいます。

好酸球性副鼻腔炎(難病指定)

⇓

体質によるもの(再発することも)

⇓

ポリープが再発したら、
再手術やデュピルマブの使用が必要

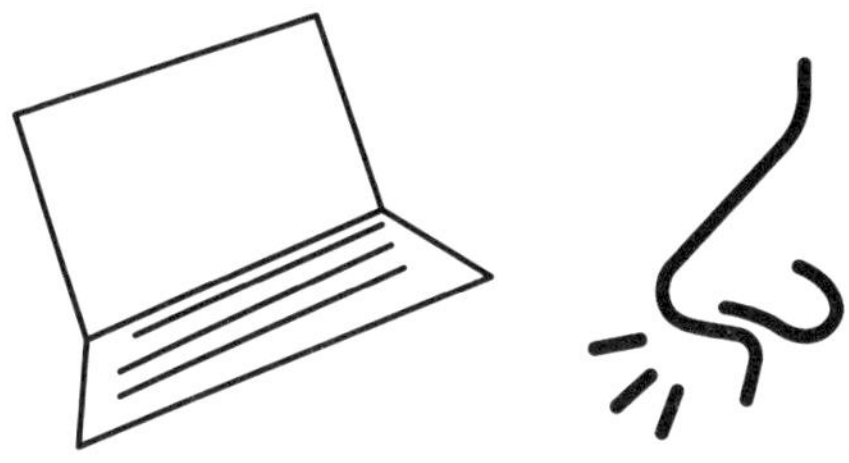

Column 3
耳鼻科クリニックを引き継ぐまで

その日は突然やってきた

武田耳鼻咽喉科を、前院長である父から引き継ぐ際、いま思えばさまざまなことがありました。

ここでは、わたしが当クリニックを引き継ぐに至ったお話をします。

実際に引き継ぐことになったときには、非常にスピーディに決断したのですが、これは、父親譲りかもしれません。


もともと父が当クリニックを開院したのは、31歳のときのこと。

あるデータによれば、クリニックを開業する平均年齢は42歳、すべての業種も含めた場合の年齢は43歳。ちなみに、現在クリニックを開いている開業医の平均年齢は60代なのだそうです。父は、

「医者たるもの、有名大学の教授になるかノーベル賞を獲るしかない。それができなければ開業する」

という考えの持ち主だったので、早々に開業に踏みきったのでしょう。

長年患者さんを診察し、クリニックを運営してきた父も、引き際について考えはじめるようになり、実際に引き継ぐことになる1年ほど前から、わたしと弟がクリニックを手伝うようになりました。そして、縁あってわたしが結婚することになり、結婚式の前日の夜に家族で食事をしていたときのこと。

「半年後にはクリニックを辞めようと思っている」

と、父が突然の告白。わたしか弟が跡を継がなければ、クリニックを外部の人に託すと言うので、これにはさすがに皆、言葉を失いました。

当時、わたしはもっと大学病院で手術の経験を積みたいと思っており、弟も海外留学を考えていたので、どちらかが継げる状況になるまで、ほかの院長に任せたほうがいいのではないかという話もありました。

ある先生のひと言で、クリニックを引き継ぐことを決意

そんなある日、初期研修でお世話になったある外科の先生と食事をする機会がありました。その先生はとても手術がうまく、そのまま大学病院で手術のスキルを磨き続けたかったそうですが、わけあって、ご実家の病院を継い

でいたのです。

そこで、先生に相談したところ、

「自分が継ぐタイミングは、自分が考えるタイミングではなく、やってくるものなんだよ」

と言われ、衝撃を受けました。と同時に、大きく共感を覚えたのです。そして、

「わたしは偉くなりたいわけではない。手術を続けて多くの患者さんを治したい。それなら、大学病院にこだわる必要はない」

そう気づき、鼻の手術ができるクリニックを新しくつくって父の病院を継ぐことを決意したのです。


すぐに決断できたのは、これまでたくさんの方々にお世話になり、ときに背中を押していただいてきたからです。

いろいろな方々とのおかげでいまがあることを、決して忘れないでいたいと、日々思っています。

4

よくある「鼻」の質問Q＆A

26

Q1 手術を受けた患者さんは、どう変わっていますか？

A1 睡眠が改善したり、顔まわりの痛みが緩和されたりしています

本章では、日帰り手術を中心とした、よくいただくご質問にお答えします。まずは、手術のビフォーアフターについて、よく寄せられる質問です。

手術を受けていただいた患者さんが、術後にどう変わったのか、気になりますよね。

ひと言で言えば、**手術で鼻詰まりが改善したことによる、いい影響**が大きいようです。たとえば、鼻の通りがよくなることで、いままで熟睡できていなかった人の睡眠が深くなり、日中の過ごしやすさが変わって眠気を感じにくくなった、という患者さんが大多数です。

副鼻腔炎の患者さんの場合は、頭痛や顔まわりの痛みがなくなった、花粉症のシーズンに薬を飲まなくても楽になった、というケースがとても多いですね。

鼻うがいをしなくてもよくなり、処方した薬も余っている、という人も少なくありません。患者さんの状態がとてもいいと、薬が余るようになります。

味覚が改善し、ご飯がおいしくなる人も

においがよくわかるというのも、手術後の特徴のひとつです。

「物のにおいが、本当にわかるようになるんですね！」

「もっと早く手術をすればよかった！」

という感想の患者さんは、とても多くいます。

なかには、ご飯がとてもおいしくなって、食べすぎて体重が増えてしまう人も。

体重が増えるのは困りものですが、ご飯がおいしく食べられるようになることで、**しあわせを実感できる人が増えています**。

やはり、嗅覚と味覚は連動するのでしょう。

ところで、術後味覚が敏感になり、

「いままで、こんなに味が濃いものを食べていたんだとはじめてわかりました」

と言う人も少なくありません。

逆に、においや味を感じにくいような場合は、鼻に何か問題があるのかもしれません。ポリープがあるかもしれないので、一度クリニックを訪れることをおすすめします。

生活の質が大きく改善している

このように、においや味を強く感じるようになったと感じる人々が多い一方で、急に鼻が利きすぎて、驚く人もいますし、鼻が利くようになったか、感覚がわからない、と言う人もいます。ただ、どちらの場合も時間が経てば馴染んでくるので、深刻になる必要はありません。

感想として多いのが、生活の質の改善です。

「人生が変わった」

「手術を受けて本当によかった」

と言ってくださる患者さんの声を聞けるのは、耳鼻科医としてとてもうれしいことです。

〔日帰り手術を受けて、どう変わった?〕

- よく眠れるようになった
- ごはんをおいしく感じられるようになった
- 日中に眠気を感じにくくなった
- 「におい」がよくわかるようになった
- 頭や顔の痛みがなくなった
- 花粉症の薬が不要になった

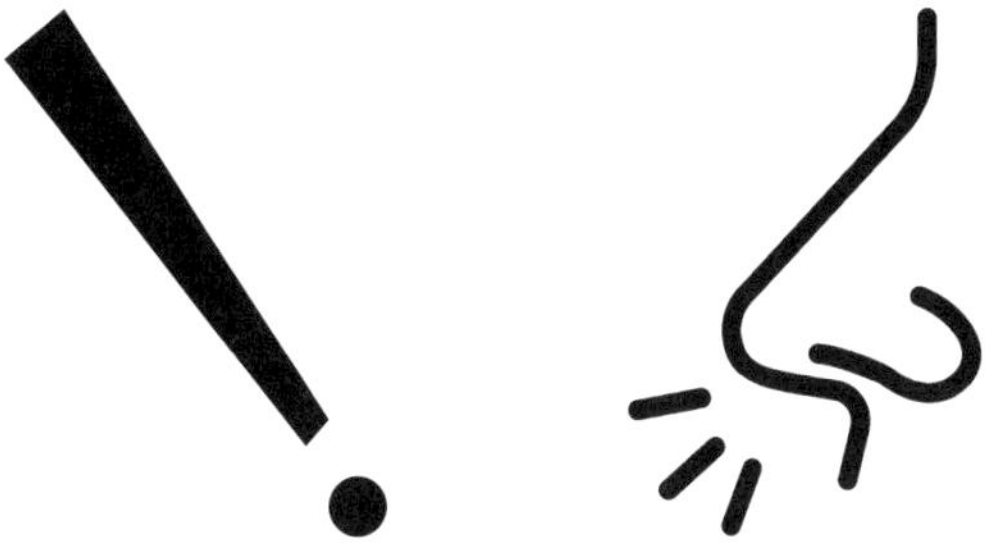

27 Ｑ２　ほかの病院で手術をしたのですが、再手術を受けられますか？

Ａ２　ほとんどの場合、再手術は可能なので、まずはご相談ください

過去にほかの病院で手術をした患者さんの場合、まずは相談していただき、状態に問題がなければ再手術することができます。

適応がない状態の人の場合は、診察して判断します。

「適応がない状態」の具体例として、粘膜が削られすぎたことによる「萎縮性鼻炎」があります。

粘膜を削れば削るだけ鼻通りがよくなるかと思いきや、逆に鼻詰まりが悪化して鼻炎になってしまうことがあるのです。

そのような人の場合、再手術でさらに粘膜を削ると、さらに萎縮がひどくなり、鼻詰まりが悪化してしまいます。

例外的に、再手術をしないほうがいい場合もありますが、ほとんどの場合はまったく問題ありません。

少なくとも、**過去に手術を受けたから再手術はできない、ということはない**ので、まずはご相談いただき、診察したうえで判断します。

ところで、まだ難病指定の「好酸球性副鼻腔炎《こうさんきゅうせいふくびくうえん》」という概念がなかった時代、「難治性副鼻腔炎」という診断を受けて、手術をした人もいるのではないでしょうか。

この難治性副鼻腔炎は、何回も手術をすることもあるので、安心して相談してください。少なくとも、有無を言わせず手術が無理、ということはありません。

この場合も状態を診察したうえで、判断します。

28

Q３
手術の直前にワクチンを打っても大丈夫？

A３　ワクチンから手術までの期間は、２週間は空けましょう

これは、とくに最近よく聞かれる質問です。

季節性のインフルエンザワクチンだけではなく、コロナワクチンの注射を受ける人も多くなっています。

手術が決まった状況で、ワクチンを打ってもいいか質問する患者さんは、少なくありません。

ワクチンを打ってから手術までの期間は、２週間ほど空けていただいています。２週間というのは、手術で全身麻酔を行う関係で、麻酔科でよく定めている期間です。**全身麻酔後は免疫力が低下するため、ワクチンの影響が大きく出る可能性がある**からです。

ワクチンを受けてから手術までの期間は、２週間は空ける、ということを意識してください。

〔手術の前にワクチンを打っても大丈夫?〕

手術が決まった状況で
●インフルエンザワクチン
●コロナワクチン
を打ってもいいか？

⇓

ワクチンを打ってから手術までの期間は、
2週間ほど空けましょう！

29

Q4 手術を受けてから、何日で仕事復帰できますか？

A4 基本的に、土曜日に手術を受ければ月曜日には復帰できます

当クリニックが日帰り手術を提供している理由のひとつに、忙しい患者さんが、なるべくお仕事や学校をお休みしないようにしたい、というものがあります。実際、日帰り手術を希望する患者さんには、とても忙しい人が多いのです。

すでにお話しした通り、**デスクワーク職なら手術をした翌々日から、つまり土曜日に手術をすれば、月曜日から仕事へ復帰していただけます。**

このスケジュールに対応しているクリニックや病院は、全国的にもほとんどありません。

なお、仕事の負荷にもよりますが、肉体労働の仕事に就いている場合は、1週間ほど激しい動きを控えていただいています。

1週間ほどはジョギングを控えて、軽く歩く程度にしたほうがいいでしょう。ジョギングをすると血流がよくなって、出血しやすくなるためです。鼻の状態にもよりますが、筋トレも含めて、**術後1週間ほどは激しい運動を控えて**ください。

歩き回る営業職の患者さんなら、デスクワーク職の人と同様、手術の翌々日から復帰しても問題ありません。

重いものを持ち上げる際にグッと力が入ると、血圧が上がり、血管が切れて出血しやすくなります。

歯を食いしばったり、温度の高い環境で仕事をしたりする場合には、復帰までに少し時間を置くことをおすすめします。

30

Q5　アスリートが鼻の手術を受けたら、成績は上がりますか？

A5　鼻の手術で、アスリートの成績向上が期待できます

アスリートが、呼吸をよくするために鼻腔を拡げるテープを貼っている姿を見かけませんか。

鼻詰まりのアスリートが鼻の手術をして呼吸が改善すると、成績も向上する可能性が高くなります。実際に、世界的に有名な日本人アスリートが手術を受けて、大幅に成績アップした例もあります。

鼻詰まりに限らず、花粉症の手術はアスリートにおすすめです。

まず、花粉症の薬はドーピング検査に引っかかることがあるため、症状がつらくても服用を我慢しなければいけません。

これでは、パフォーマンスに影響が出てしまうでしょう。

また、花粉症の薬は眠くなるものが多いので、春先の大事な時期に大きなハンディキャップとなります。

スギ花粉が飛びはじめる2月下旬は、プロ野球のキャンプが終わり、開幕

に向けてオープン戦が行われている時期です。開幕に向けて調整が必要な時期に、鼻の症状に苦しんでいると、いいスタートを切れない可能性が高くなってしまいます。

また、サッカーのJリーグが開幕するのは3月。まさにスギ花粉の時期です。激しく走り回る競技なので、鼻詰まりはパフォーマンスに大きく影響するでしょう。**手術を受けることで、花粉症によるハンディキャップがなくなれば、大きなアドバンテージになる**のではないでしょうか。

受験生にとっても鼻の手術はメリットが大きい

アスリートに限らず、2月から3月は受験生にとって受験本番の本当に大切な時期です。この時期に薬を飲まなくてもいい状態になれば、結果が大きく変わる可能性もあります。

鼻の手術は、アスリートにも、受験生にもおすすめです。

31

Q6 鼻の手術でいびきも治りますか？

A6 鼻の手術をしてもいびきは治りませんが、手術をする意味はあります

いびきは、ご本人というよりも、家族や近しい人が気にしているかもしれません。

また、近しい人から指摘されて、気にしている人も多いのではないでしょうか。

手術によっていびきが改善するかどうかは、人によるところもあります。

よくなった人もいれば、変わらない人もいるようです。

そもそもいびきが生じるしくみは、鼻と直接関係するものではありません。

いびきは、肥満傾向があり、鼻から喉にかけてのどこかの構造が狭くなっている人に多く見られます。

もともと喉が狭いなか、さらにあお向けに寝ることで「舌根」、つまりベロの付け根が重力で下がり、気道がさらに狭くなることで空気の通りにくさ

につながって、いびきとしてあらわれるのです。

つまり、いびきは鼻よりも喉が関わっていると言えます。

いびきは睡眠時無呼吸症候群（SAS：Sleep Apnea Syndrome）の人に多いのですが、鼻の手術をして睡眠時無呼吸症候群が治った、という論文はあまり見られません。

ただ、SASの治療に対して鼻の手術が無意味、というわけではありません。むしろ、とても重要なものです。

SASの治療器具として、マウスピースやCPAPを使うことが多いのですが、鼻が詰まっているとすぐに離脱してしまいます。

マウスピースもCPAPも、鼻が詰まっていると苦しくなって無意識に外してしまうため、治療できなくなります。

SASの治療を有効なものにするには、鼻の手術をして通りをよくする必要があるということです。

横向きに寝ること、就寝前のお酒を控えることで、いびきは多少緩和できる

いびきに困っている人は、横向きに寝るようにすれば、多少緩和することができるでしょう。

これは、舌根が重力で下がり、気道を狭くすることがなくなるからです。

もしくは、枕を高めにするといい、とも言われています。

ほかには、寝る前のお酒もいびきの原因になります。

お酒は筋肉を緩める分、舌根が下がりやすくなるからです。

酔って眠った人がいびきをかくのは、こういった理由からです。

わたしもお酒が好きなので、「お酒をやめましょう」とは言いませんが、たとえば毎日お酒を飲む人であれば、たまに飲まない日をつくってみてはいかがでしょうか。

鼻の手術でいびきは…

⇓

よくなる人もいれば、変わらない人もいます

⇓

いびきは、鼻よりも「喉」が関わっています

ただし・・・

睡眠時無呼吸症候群（SAS）の治療のためには、
手術はとても重要です！

⇓

治療器具（マウスピース、CPAP）を使い続けるには、
鼻の通りがよくなければなりません！

Column 4

鼻の日帰り手術が認知されるまで

忙しい患者さんのために、入院不要の手術を提供したかった

武田耳鼻咽喉科を引き継ぐことが決まってからは、今後クリニックをどう運営していくべきか、考えるようになりました。

長年父が診察してきた患者さんからすれば、父のほうがいいかもしれません。ですから、わたしが引き継ぐなら、何らかの特色を出していかなければならないと思ったのです。

そこで、わたしがもっとも力を入れてきた「鼻の手術」に特化することにしました。そもそも、鼻の手術をメインに行うことにしたのは、当院の周辺地域に住む患者さんが大学病院まで出向いて手術を受けようとすると、遠いうえに、手術を終えるまで多大な時間を要することになるからです。

クリニックを引き継ぐにあたってわいてきたのは、「ともに生まれ育った地域の人たちに、安心・安全な手術を提供し、鼻の症

状による苦しさを取り除きたい」

という想いでした。

そこで、診断から手術、術後の管理まで一気通貫で行える鼻の手術をメインとしたクリニックにする決断ができたのです。

さらに、これまでに立ち会ってきた数多くの手術経験から、

「日帰り手術を提供できるのではないか」

というビジョンもありました。


日帰り手術のメリットは、入院費用がかからないため、患者さんにかかる費用を大幅にカットできることです。

さらに、早く仕事に復帰したい会社員の方々、お子さんがいる専業主婦の方々にとっては、手術を受けるハードルがぐっと下がります。

さまざまな患者さんと対峙してきたなかで、働く方々、家を空けられない主婦の方々を応援したい気持ちもありました。

クリニックを4ヵ月休業し、再開に向けて準備

これまでの武田耳鼻咽喉科から生まれ変わるために、まず必要だったのは手術室です。

手術をするためには、当然ながら、手術室を設けなければなりません。

そこで、患者さんにはご不便をおかけしてしまいましたが、4ヵ月ほどクリニックを閉めて準備に臨みました。

その間、工事を視察したり、必要な機材を交渉して買ったりしながら、関西を中心に、鼻の日帰り手術を行っている病院やクリニックを8箇所ほど見学。

関西には、関西医科大学附属病院（関西医大）系列で、鼻の日帰り手術を取り入れているクリニックが多いのです。

お世話になっていた先生を頼りに、日帰り手術で有名な病院を見学させていただきました。

慈恵医大の手術とは異なる点も学べて、とても有意義でした。

口コミで手術希望の人が大幅に増え、手術回数を増やすことに

そして、２０１８年７月にクリニックを再開し、７月末にはおひとり目の日帰り手術を行いました。

はじめは毎週土曜日に１件行うペースでしたが、ご要望が増えてきたので、土曜日に２件受ける流れに。

土曜日にしたのは、これまでにもお話しした通り、土曜日に手術、日曜日に処置をして、月曜日からまた働ける状態、つまり会社を休まずに手術ができるようにしたかったからです。

このような形にしているクリニックは、全国的にも多くないためどんどん広がっていき、追加して月１回、日曜日にも手術を実施。それでも枠が足りなくなったので、隔週金曜日にも行うことに。

それでもさらに足りなくなって、月１回月曜日をプラス…と、日を追うごとに手術件数は多くなっていきました。

はじめの頃は、通常の診療を行うなかで、患者さんに対して手術のことを

しっかりと説明し、地道に希望者を募っていました。

そして、50人、100人に手術を提供するうちに、

「知り合いが手術を受けたんです」

「受けた人がとてもよかったと言っているのを聞きました」

と、口コミで来院する患者さんが増えていったのです。

ポスター掲示、院内テレビ、チラシも使って活動を周知

ご紹介が増えるまでは、患者さんも「手術」と言われてもピンとこないので、クリニック内にポスターを掲示するところからはじめました。

ポスターは、「薬による治療法もあるが、根本解決の手段として手術がある」といった内容をわかりやすく描いたものでした。

ポスターの掲示には、もちろん手術の効用をお知らせする目的もありましたが、父親の診療スタイルで、ひとつ守りたいものがあったことも関係しています。

それは、**なるべく患者さんの待ち時間をつくらない**、ということです。

これは、いまでも当クリニックの大きな柱です。

手術の説明をしていると、待合室の患者さんをお待たせしてしまいます。

そうならないよう、ポスターを掲示したり、院内テレビで情報を流したりしたのです。

クリニックの周辺地域のポストにチラシを投函したことや、新聞広告を掲載したこともあります。

市民公開講座も開催しました。

具体的には、

「鼻の手術って、何？」

といった講演テーマで、

「ご興味のある方は院内を見学できます」

という形にしたのです。

そのときには、15人ほど集まってくださり、講演のあとに、個別相談で、手術を検討したい人のお話をお聞きする機会を設けました。

一般的に馴染みのない手術だからこそ、当初は地道な活動からはじまりましたが、おかげさまで、現在では当クリニックの日帰り手術がかなり広い地域にまで認知され、多くの患者さんに来院していただいています。

今後も、あらゆる鼻の悩みに応えられるクリニックとして、患者さんを支えていきたいという想いです。

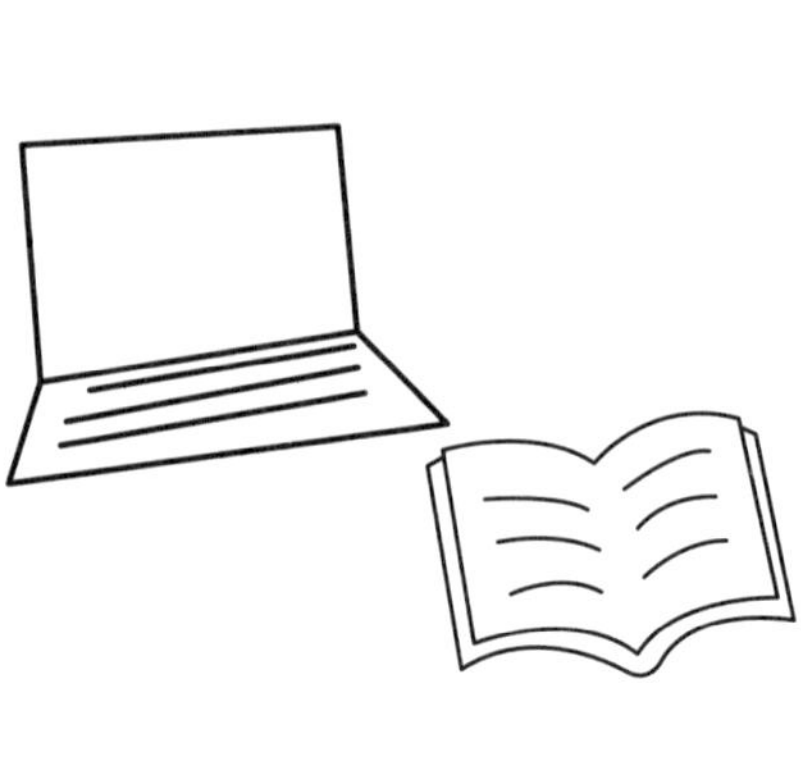

5

「鼻の治療」のこれから

32 医者として、鼻の治療で気をつけるべきこと

患者さんの負担を減らし、素早く確定診断をすることが大切

日帰り手術をはじめとした鼻の治療について、ここまでは患者さん側に立ったお話をさせていただきました。

一方で、本書は医療関係者の方々にも読んでいただきたいと思っているので、わたし自身が医師として気をつけなければいけない、もしくは意識したほうがいいと考えていることをお話しします。

たとえば副鼻腔内にポリープがある場合、マクロライド療法として内服のお薬を出すことがありますが、基本的に、ポリープには薬が効かないので、早急に手術できる病院に紹介したほうがいいと考えています。

なぜなら、患者さんに負担をかけることになるからです。

つまり、マクロライド療法では患者さんが3ヵ月薬を飲み続けなければならず、結局は治らないため、そこから手術に向かうことになります。

これでは、時間的なロスも大きいでしょう。

採血でアレルギーの確定診断をしっかりと行うことも大切です。

さらに、ＣＴの検査も重要ですが、ＣＴを置いていない耳鼻科のほうが多く見られます。ですから、少し治療していて改善しなければ、コーンビームＣＴという、座って撮影できる機械を設置している医療機関で一度診てもらうべきでしょう。

コーンビームＣＴであれば、被ばく量が全身を撮影するＣＴのおよそ70分の1であり、すぐに画像もできるので、その場で診断が可能です。

耳鼻科医として意識したほうがいいのは、**何よりも患者さんの負担を減らし、素早く確定診断をして、効率的な治療を提供することに尽きる**のではないでしょうか。

33 「検査は患者さんのため」という意識を広めたい

必要な検査をしようと思えば患者さんの負担が上がるジレンマ

鼻やアレルギーの確定診断を行うための検査についてお話ししましたが、必要な検査をしようと思えば、患者さんの負担金額は増える…。

検査費用は、医者にとっては永遠の悩みとも言えるでしょう。

結果的に何も病気がなければ、詳細な検査をする必要はなかったね、ということになりますが、**検査をせずに病気を見つけられなければ、「誤診」になってしまいます**。

ちなみに、耳鼻科では血液検査・内視鏡検査・CTの3つを行えば、基本的にすべてがわかります。

ただ、この3つの検査すべてを行った場合、2022年時点の診療報酬は血液検査が1万2000円、CTが2万3000円、内視鏡が6000円です。健康保険の3割負担なら、患者さんの支払いは約1万2000円となります。

フルコースの検査を行えば、

「ほかの病院よりも高いね」

と言われてしまうのです。

患者さんのニーズを聞いたうえで、検査を行うことが大切

クリニックの受付で、実際に
「こんなに高いとは聞いていなかった」

と訴える人もいます。

どうにかしなければとクリニック内で話し合い、料金表を貼り出そうか、という話もあったほどです。

ただ、クリニックにはそぐわないだろう、ということで、その案は取りやめに。

試行錯誤の結果、問診票のフォーマットを変更することにしました。

具体的には、
・しっかり検査をしてほしい

・とりあえず症状を抑えたい

といった項目をつくり、患者さんのニーズを読み取る形にしたのです。

症状を抑えたい人には、

「確定診断をする場合にはこのような検査が必要ですが、どうしますか？」

と、事前にお尋ねするようにしています。

「症状が改善するための検査」であることを発信していきたい

最初のうちは、インターネットのクチコミで

「武田耳鼻咽喉科は、高い」

と書かれたこともありました。

こちらはよかれと思って行ったことを、そのように言われてしまい、とても残念な気持ちになったものです。

検査の結果、ダニやスギ花粉のアレルギーがあるとわかれば、舌下免疫療法のご提案もできます。

一方で、検査をせずにわからないままであれば、こちらも積極的な治療法の提案ができません。

結果的に、治療費用がかさむことにもなります。

何よりも、患者さんご本人が苦しい思いをし続けることになってしまうのです。

少なくとも**健康保険が適用される範囲で、必要な検査を行っている**、と理解してくださる人がひとりでも増えればいいな、という思いで、日々診療にあたっています。

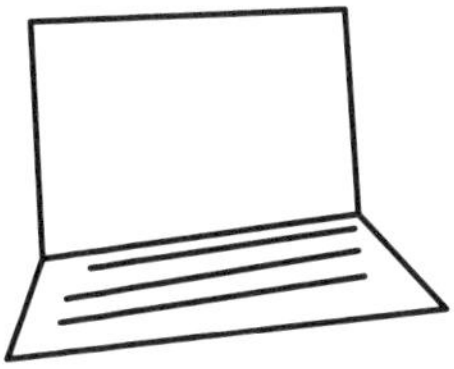

34 鼻の内視鏡手術の現状

命には直接関わらない副鼻腔炎の手術は、内視鏡手術が好ましい

慈恵医大や都心の病院は、内視鏡を使った手術を行っていますが、とくに地方では、現在でも内視鏡を使わずに手術をしている病院があります。

たしかに内視鏡を使わないほうが、手術をしやすい側面もあるのかもしれません。

ただ、前頭洞の場合は眉毛に沿って切るので目立たないのかもしれませんが、手術の跡は残るので、受ける側としては考えてしまうでしょう。

もっとも、がんのような病気の場合は、生存を第一の目的とするものなので、見た目は二の次でも仕方がないかもしれません。

ただし、副鼻腔炎で跡が残るような手術をするのはどうなのか、と考えてしまいます。

まだまだ地域によっては、内視鏡手術が普及していない

鼻の手術に対して昔のイメージが多くの人に残っているということは、**全国的にはまだまだ内視鏡手術に関する情報が普及していない**のでしょう。

実際に手術研修会で、全国各地からいらした先生方とお話をしたときに、「そんなに若いのに、鼻の手術ができるなんてすごいですね」と言われることも少なくありませんでした。

逆にわたしから、治療方法について質問をすると、「手術を教えられる先生がいないので、結局は薬を使う対症療法しかない」といった答えが返ってきたのです。

つまり、お住まいの地域によっては手術を受けられるチャンスもなく、症状に悩みながら薬を飲んでいくしかありません。

お住まいの地域にかかわらず、今後もっと患者さんが同じ医療を受けられるようになっていくことを願っています。

35 これから注力していきたいこと

妊活中・妊娠中の女性の鼻炎に取り組みたい

当クリニックでこれから行っていきたいのは、まずは妊活中、もしくは妊娠中の方の鼻炎治療です。

妊娠前に舌下免疫療法をはじめていれば、妊娠してから授乳中に至るまで、治療を継続することができます。

一方で、**妊娠前に開始しておかなければ授乳が終わるまで舌下免疫療法を開始できないため、長い期間鼻炎に悩むことになります。**

鼻炎がつらいときに薬を服用できないのは、身体的にも精神的にも、本当に大変なことでしょう。

これからは2人の子を持つ母としても、クリニックの院長としても、妊娠と鼻炎治療の関わりをもっと知っていただき、少しでも鼻炎に悩んでいる女性の力になれたらと思っています。

大学病院でもあまり行っていない形成外科との合同手術にも取り組む

今後は、形成外科との合同手術にも、取り組んでいく予定です。

先日、形成外科医である友人と合同で手術を行いました。

鼻中隔弯曲症《びちゅうかくわんきょくしょう》で鼻のなかの骨が曲がっている場合、外の骨も曲がっている「外鼻変形」の手術を保険適用で実施することができるのです。

いわゆる形成外科は、外身を治すものですが、外身だけでなく鼻のなかも曲がっていて、それが原因で鼻詰まりがある人には、形成外科医と耳鼻科医が合同で手術をしなければいけません。

ところが、それができる施設はとても限られているのが現状です。

大学病院でさえ、できる施設とそうではない施設があるのです。

わたしが学ばせていただいた東京慈恵会医科大学附属病院は、形成外科もかなり有名であり、慈恵医大の形成外科医である同期の先生と合同で「外鼻《がいび》形成術《けいせいじゅつ》」を最近実施しました。

この手術に対応できるのは、大学病院でもまだ少ないので、今後はこのような形成外科医との合同手術を増やしていきたいと考えています。

美容整形を受けた人も、鼻の内部の手術には大きな影響はない

これは余談ですが、形成外科医の友人が言うには、鼻の美容整形手術を受けた人は鼻詰まりを起こしがちだそうです。

美容整形にも形を整えるだけのもの、鼻の穴自体を小さくするもの、小鼻にするものといろいろあるので、一概に言えないところもあります。

ただ、鼻のなかに関しては耳鼻科で扱う分野になり、整形を受けた人も、

そうでない人も、行うことはそれほど変わりません。

整形した人でも、安心して手術を受けていただけます。

鼻にトラブルを抱えている場合は、まずクリニックで相談してみてください。

時代はどんどん変わっていきますが、必要とする患者さんに応えられるよう、対応できる領域を増やしていきたいという思いで取り組んでいます。

36 ひとりの耳鼻科医として思うこと

耳鼻科の手術でひとり立ちするには、学べる環境で経験を積むこと

現在当クリニックでは、手術はわたしだけで担当しています。

正直に言えば、手術ができるようになるのは、決してラクなものではありません。

できるようになるには、わたしが学ばせていただいた、東京慈恵会医科大学附属病院のような耳鼻科での実績・経験値の高い場で、経験を積むしかないでしょう。

医者の世界には「専門医」という制度があり、わたしは耳鼻科の専門医の資格を持っています。

専門医試験を受けるにあたっては、耳の手術、副鼻腔炎の手術、アレルギーの手術を何症例、といった基準があり、その基準をクリアしなければ、そもそも試験を受けることができません。

ですから、上司にあたる先輩に確認していただきながら、一緒に手術を行う必要がありますが、症例が多いわけではないので、ひとり立ちするのが難しいのです。

専門医という制度においては基準が確立されていますが、**実際にひとりで執刀できるようになるには、少なくとも100人の手術を経験する必要があるのではないかと感じています。**

ちなみに、よく美容師さんがマネキンで髪を切る練習をしていますが、耳鼻科の世界でもそのようなものはあります。

たとえば、凍結したご遺体を使わせていただく研修会もありますし、卵の殻やパプリカの中身を鼻のなかに見立てて練習する人もいます。

クオリティを担保するため、当面はひとりで手術を行っていく

当クリニックでの手術は、当面はわたしひとりで行っていく予定です。

やはり、**患者さんの安全面を考えると、クオリティを担保する必要がある**

と考えているからです。

いまは、わたし、看護師2人（器械出し：器材・物品を手配する看護師、外回り：手術を幅広くサポートする看護師）、麻酔科医師の4人で行っています。

常に新しい情報を入手しながら、日々研鑽を積み、今後もひとりでも多くの患者さんのお役に立てるよう尽力していくつもりです。

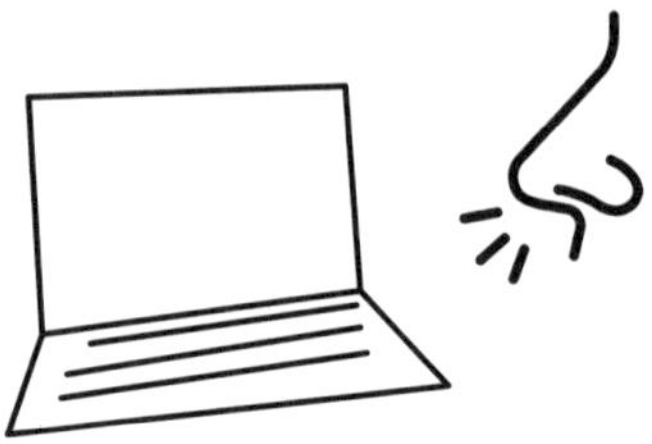

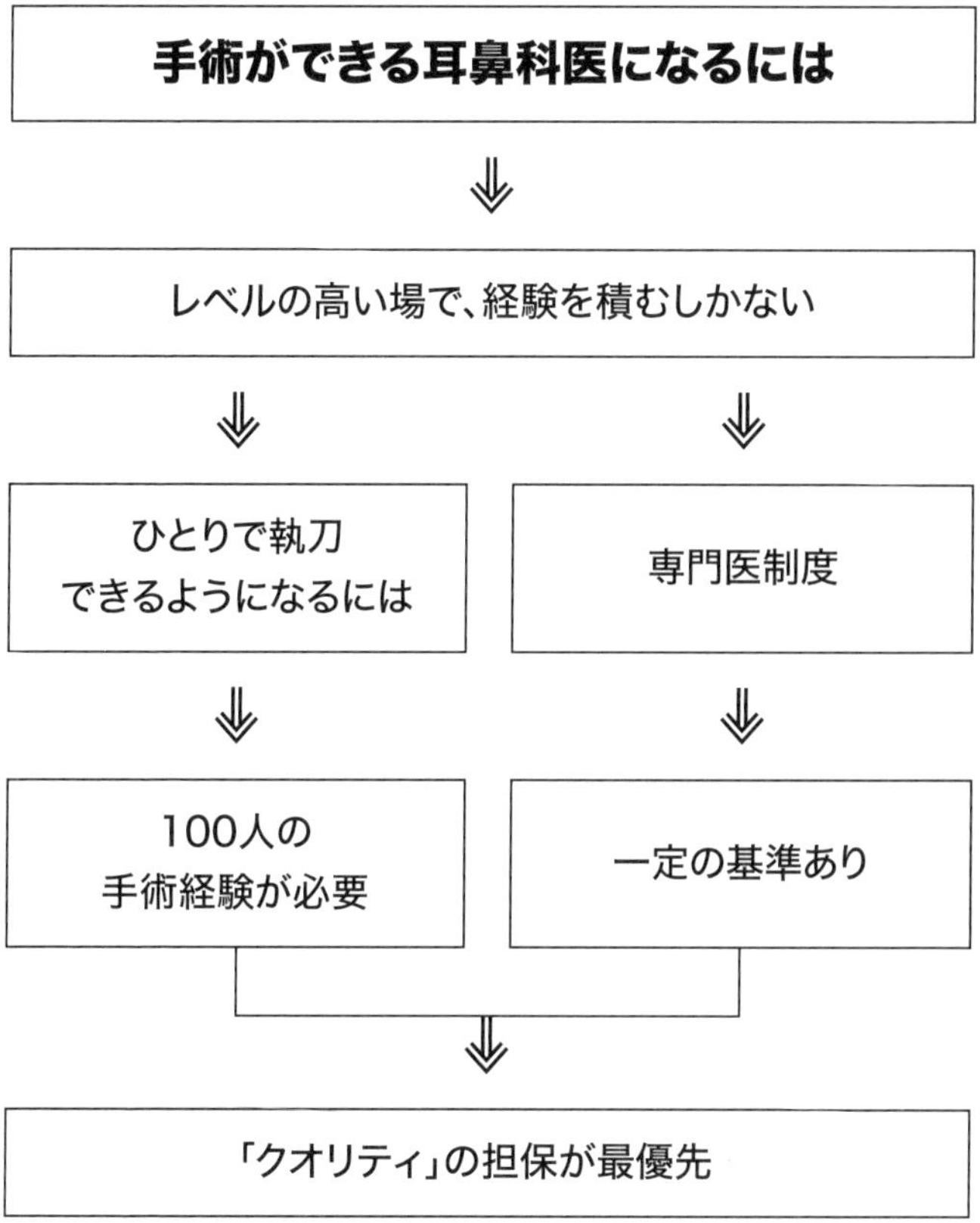
手術ができる耳鼻科医になるには
レベルの高い場で、経験を積むしかない
ひとりで執刀
できるようになるには
専門医制度
100人の
手術経験が必要
一定の基準あり
「クオリティ」の担保が最優先

おわりに

本書を最後までお読みいただき、ありがとうございました。

鼻に関する医療が、想像していたよりも進歩していることに驚いた方も多いのではないでしょうか。

鼻に限った話ではありませんが、治療を受けるにあたっては、ぜひ、どんな選択肢があるのかを知ったうえで、納得のできる治療を受けていただきたいのです。

とくに、日本人の国民病であるアレルギー性鼻炎の症状を抱えながら、根本的な治療をせずに、毎年つらい季節を過ごしている方。

副鼻腔炎の重だるい症状を我慢している方。

そして、鼻詰まりで十分に深い睡眠をとれていない方。

まずはしっかりと検査を行い、ご自身に合った適切な治療を受けて、快適な生活を手に入れませんか？

患者さんのなかには、長年副鼻腔炎による頭痛と鼻詰まりから解放されて、においにも敏感になり、

「鼻が10個あると思えるくらい、空気が通るしにおいを感じます！」

とおっしゃる方もいました。

このような方々が増えていけば、本当にうれしく思います。

本書の結びとして、改めてわたしの想いをお話しさせてください。

まず力を入れたいのは、先述した、妊活中・妊娠中の女性に向けた鼻炎の治療です。

本編でもお話ししましたが、舌下免疫療法をはじめるタイミングを誤ると、授乳が終わるまで治療を開始できません。その分、長い期間鼻炎に苦しむこととなってしまいます。

ぜひご相談をしていただけるよう、正しい情報を発信し続けたいと思っています。

もしお知り合いにそのような方がいたら、ぜひ本書の内容を伝えてあげてください。

そして、これは、女医のキャリア形成に関連する話でもあります。

じつは本書を出版した直後の2023年4月から、尊敬する林真理子先生が学長を務められている、日本大学の大学院に入学します。これは、「医学博士」の称号を得るためです。

もちろん、クリニックを開業するために、もしくは維持していくために、医学博士でなければならないわけではありません。

ただ、医者の世界にも「キャリア」というものがあります。

とくに、医学界における女性のキャリアには、シビアな側面も存在します。

たとえばわたしのように開業をしている医者は、大学病院を辞めるとともに「キャリアは終わり」と見られることもあるのです。

そもそも女性は、結婚・妊娠・出産・育児と、30歳前後で生活環境が大きく変わります。

女医の場合、基本的には大学病院といった大きな組織に属していれば、いまほど産休や育休の制度が充実していなかった頃は、出産ギリギリまで働くことができました。

ところが、いまは医者の世界にも「働き方改革」が浸透してきているので、むしろ休まなければいけません。

大きな組織であればあるほど、やる気のある女性が勤務医を続けにくくなっています。それでもお金は必要なので、開業をするケースも少なくありません。

ただ、開業をしている女医さんで、さらに院長を務めながら出産している人はなかなかいないのが現状です。

一方でわたしは、たまたま縁あって、いろいろな方々に助けていただきながら、子どもを授かることができました。

いま医者を目指している女性、医者としてキャリアをスタートさせた女性は、これからの生き方に悩んでいるかもしれません。

まさにいま、結婚・出産という人生の岐路に立っている女性もいるでしょう。

わたしがひとつの道を示す…と言ってしまえば非常におこがましいのですが、「女医として、こんな生き方もある」

という一例になればと思っています。

そのためには「医学博士」となって、医者としてのキャリアを積み上げたい。開業しても、キャリアは終わらないことを証明したい――。

そんな想いで、これからも研鑽を重ねてまいります。


最後にもうひとつ。

本書が出版される頃にはどこまで話が進んでいるかわかりませんが、年内には武田耳鼻咽喉科の「分院」を開く予定です。

生まれてから慣れ親しんだ地域への感謝の気持ちを込めて、最先端の鼻の治療を少しでも多くの方々にご提供していく所存です。

いまのクリニックがあるのも、本書を出版できることになったのも、たくさんの方々のご縁があったからです。

数々のご縁に、心から感謝しております。

本書が多くの方に届き、鼻の不快感による悩みから解放される方がひとりでも増えれば、本当にうれしく思います。

２０２３年2月　武田桃子

武田桃子（たけだ・ももこ）
医療法人社団皐八会 武田耳鼻咽喉科 院長
日本耳鼻咽喉科学会認定専門医、難病指定医
豊島岡女子学園中学から高校、埼玉医科大学と、硬式テニス部で活動。
埼玉医科大学医学部卒業後、日本大学医学部附属板橋病院で初期研修を受け、東京慈恵会医科大学の耳鼻咽喉科教室へ入局以来、精力的に鼻の手術を行う。
関連病院勤務を経たのち、2018年7月に父親である前院長からクリニックを引き継ぎ、現在に至る。
舌下免疫療法やバイオ製剤、注射による抗体製剤といった治療の選択肢を幅広く提案し、必要であれば手術を行うことを基本スタンスとしている。
副鼻腔炎、アレルギー性鼻炎、鼻中隔弯曲症に対する手術を得意とし、現在も年間200人の手術を行っており、これまでに携わった手術は1500人、6000件にのぼる。
今後は妊活中・妊娠中の鼻炎治療や、形成外科と合同で行う外鼻形成・鼻中隔弯曲症の手術にもさらに注力していくほか、幅広く鼻の治療を提供していくために、近々分院の設立も予定。
また、社会人医学博士課程取得のため、2023年4月より、日本大学大学院医学研究科への入学が決まっている。

副鼻腔炎《ふくびくうえん》 アレルギー性鼻炎《せいびえん》 花粉症《かふんしょう》にもう悩《なや》まない！
鼻《はな》の日帰《ひがえ》り手術《しゅじゅつ》

武田桃子《たけだももこ》著

2023年2月1日　初版発行

発行者　磐﨑文彰
発行所　株式会社かざひの文庫
〒110-0002　東京都台東区上野桜木2-16-21
電話／FAX 03（6322）3231
e-mail : company@kazahinobunko.com　http://www.kazahinobunko.com
発売元　太陽出版
〒113-0033　東京都文京区本郷3-43-8-101
電話03（3814）0471　FAX 03（3814）2366
e-mail : info@taiyoshuppan.net　http://www.taiyoshuppan.net
印刷・製本　モリモト印刷
企画・構成・編集　星野友絵・牧内大助（silas consulting）
装丁　重原 隆
DTP　宮島和幸（KM-Factory）
©MOMOKO TAKEDA 2023, Printed in JAPAN
ISBN978-4-86723-120-3